CKD 保存期 ケアガイド

監修 一般社団法人 日本腎不全看護学会
編集 CKD委員会保存期グループ

医学書院

CKD 保存期ケアガイド

発　行　2021 年 5 月 31 日　第 1 版第 1 刷ⓒ
監　修　一般社団法人　日本腎不全看護学会
編　集　CKD 委員会保存期グループ
発行者　株式会社　医学書院
　　　　代表取締役　金原　俊
　　　　〒113-8719　東京都文京区本郷 1-28-23
　　　　電話　03-3817-5600(社内案内)
印刷・製本　三美印刷

ISBN978-4-260-04695-4

執筆者一覧

CKD 委員会保存期グループ

内田明子	社会福祉法人聖隷福祉事業団 聖隷佐倉市民病院
小坂志保	東京工科大学医療保健学部看護学科
髙井奈美	名古屋大学医学部附属病院
中村雅美	大阪府立大学地域保健学域看護学類
平野道枝	国際医療福祉大学成田看護学部看護学科

執筆（執筆順）

大矢昌樹	和歌山県立医科大学腎臓内科学講座
髙井奈美	名古屋大学医学部附属病院
中村雅美	大阪府立大学地域保健学域看護学類
小坂志保	東京工科大学医療保健学部看護学科
平野道枝	国際医療福祉大学成田看護学部看護学科
山本佳代子	横浜創英大学看護学部看護学科
岩倉真由美	福岡国際医療福祉大学看護学部看護学科
川端京子	武庫川女子大学大学院看護学研究科
神谷千鶴	関西看護医療大学看護学部看護学科
高岸弘美	山梨県立大学看護学部
内田明子	社会福祉法人聖隷福祉事業団 聖隷佐倉市民病院
飛田伊都子	滋慶医療科学大学大学院医療管理学研究科
柴田しおり	神戸市看護大学基盤看護学領域基礎看護学分野
松井　瞳	信州大学医学部
田村由衣	昭和大学保健医療学部看護学科
栗原明美	順天堂大学保健看護学部
濵田昌実	中京学院大学看護学部看護学科
桐明あゆみ	久留米大学医学部看護学科
松村直子	徳山中央病院地域包括支援部地域連携・医療相談室
吉田直美	目白大学看護学部看護学科
阿部利恵	NPO 法人日本看護キャリア開発センター
齋藤　凡	東京大学医学部附属病院
武田貴美子	佐久大学看護学部看護学科

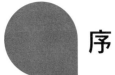

序

　わが国では毎年約4万人の腎不全患者に透析療法が導入され，2019年度末の透析患者数は34万4,640人と増加の一途を辿っています．また，糖尿病性腎症や腎硬化症など生活習慣病と関連する原疾患が増えており，循環器系疾患や高齢化に伴う合併症が大きなリスクとなり，患者のADLおよびQOLを阻害しています．私たち看護師は，患者が安定した透析を受けられるように，そして社会の一員としてその人らしく生を全うできるように支援しています．しかし，患者が透析療法を導入するに至ることなく，自由な生活を送れるに越したことはありません．

　国内の慢性腎臓病(chronic kidney disease：CKD)患者数は約1,330万人と推計されています．2007年に厚生労働省ではCKD重症化を予防し，透析患者数を減少に導くために腎臓病対策についての検討が行われました．それから10年後の2017年から始まった腎疾患対策検討会では「自覚症状に乏しい慢性腎臓病(CKD)を早期に発見・診断し，良質で適切な治療を早期から実施・継続することにより，CKD重症化予防を徹底するとともに，CKD患者(透析患者および腎移植患者を含む)のQOLの維持向上を図る」ことを目標として，①普及啓発，②地域における医療提供体制の整備，③診療水準の向上，④人材育成，⑤研究開発の推進の5項目をまとめました．そして，2028年までに年間新規透析導入患者数を3万5,000人以下に減少させる目標を設定しました．

　日本腎不全看護学会では，それまで透析療法を受けている患者の看護を中心に力を注いで参りましたが，保存期の患者へとその対象を広げ対応を始めています．末期腎不全に至ることがないように保存期の患者に看護介入する看護師も増えてきています．

　私たちは透析患者への自己管理指導に培ってきた知識やかかわりを生かし，CKD悪化予防に向けて治療的側面だけではなく，社会的側面をも考慮し，生活者としての患者の健康維持に今後もさらに専門性を高め，悪化予防の効果を上げることが社会から期待されています．

　このたび，日本腎不全看護学会から『CKD保存期ケアガイド』を発刊するに至りました．これは腎疾患対策に関連して新たに生まれた当学会CKD委員会が中心となり編集，執筆されたものです．

　本書は，患者自身が腎臓病を理解し，悪化予防のための行動を選択し実行していくことの意義とそのための支援についてエビデンスを中心に解説したものです．特に，CKD指導において必要とされている内容に関して，できるだけ最近

の知見や効果が取り上げられており，これからの CKD 患者の対応の参考にしていただければと思います．そして，腎臓病患者の悪化予防だけではなく QOL 向上に貢献する一助になれば幸いです．

2021 年 5 月吉日

一般社団法人 日本腎不全看護学会
理事長 中原宣子

本書を発行するにあたり

　CKD は，糖尿病や高血圧などの生活習慣病が背景因子となることが多く，早期に対処すれば重症化を抑制でき，治癒を望むことも可能です．2018 年，厚生労働省は腎疾患対策のさらなる推進を目指し，「CKD 重症化予防を徹底するとともに，CKD 患者(透析患者及び腎移植患者を含む)の QOL の維持向上を図る」という目標を示しました．このようななか，私たちは，CKD 保存期看護のスタンダードが示されていない現状に気づきました．日本腎不全看護学会は，わが国唯一の腎不全領域の看護学会として，現在展開されている効果的な CKD 保存期看護を明確に示すことに挑むこととし，『CKD 保存期ケアガイド』出版のための活動を開始しました．

　作成にあたり，まずは診療ガイドラインについて学び，科学的エビデンスの重要性を理解する一方，人を対象とした看護を表現するうえでは科学へ偏重することに注意する必要があると考えました．EBM(evidence-based medicine)とは，最良の「根拠」を思慮深く活用する医療のことですが，単に研究結果やデータだけを頼りにするのではなく，「最善の根拠」と「医療者の経験」「患者の価値観」を統合し，患者にとってよりよい医療を目指そうとするものです．そこで，本書では CKD 保存期における根拠に基づく看護実践を明らかにすることを目指し，エビデンスを示すことを重視しつつも Science だけではなく，患者の価値観や暮らしなど Humanity/Human caring の重要性をも表現したいと考えました．

　CKD 保存期の患者や家族の，人としての気がかりや暮らしに焦点をあてた看護らしいテキストを作れたと思っています．

　本書は CKD 保存期看護に携わる，経験の浅い看護師からベテランの看護師までを対象として作成しました．多くの皆様に手に取っていただければ幸いです．また，医師をはじめとする他職種の皆様には，本書を通して，人を対象とする看護へのいっそうのご理解をいただけることを祈念いたします．

2021 年 5 月

日本腎不全看護学会　CKD 委員会

聖隷佐倉市民病院　内田明子

本書の活用の仕方

　本書は3段階構成で作成されています．まず第1章では慢性腎臓病患者の看護を行うための総論として，「CKD療養の基本事項」「CKD患者の自己管理」「CKD療養のアセスメント項目」を据えています．その後，第2章の各論として，セルフモニタリング，薬物療法，食事療法，運動療法，腎代替療法意思決定支援，他者からの支援，多職種連携についてクリニカルクエスチョン(clinical question：CQ)を設け，それぞれのCQについて国内外の論文をレビューし，臨床で根拠に基づく実践(evidence-based practice：EBP)を行えるように推奨文，臨床への示唆，レビュー結果(文章/表)を提示して構成しています．最後の第3章ではCKD看護を実践する際に使用できる理論について，実例も用いながら説明をしています．

　本書のメインとなる，各論(第2章)の構成の狙いについて解説します．
　まず，CQについて説明します．クリニカルクエスチョン＝CQは臨床疑問と訳され，日々の実臨床において疑問を呈される疾患の検査や治療，看護における重要なトピックを端的に質問形式で示しています．本書では，実臨床において日常的に行われているさまざまな腎疾患看護が本当にエビデンスに基づいているのか？　という視点から今一度，日常のケアを見つめなおし，自信をもってEBPが実践されるようになってほしいと考え，腎疾患看護のスペシャリストがCQについて検討し作成しています．
　推奨文では，CQに関する国内外の論文(主に介入研究)をレビューし，そのCQのエビデンスの有無，臨床への推奨度合を示しています．残念ながら，いまだエビデンスレベルが低いものもあるため，それについては今後の研究が必要である旨が記載されている場合もあります．
　臨床への示唆では，推奨文に基づき，EBPを具体的に展開するにあたり気をつける内容，知っておくべき知識などが示されています．各CQに対して，実臨床に近い内容が記載されているので，こちらを参考にしながら日々のCKD保存期ケアにあたっていただければと思います．
　レビュー結果では，腎疾患看護研究者がCQに関する国内外の文献レビューを行った結果，具体的内容が示されています．どのように推奨文，臨床への示唆が導き出されたのか，どのようなアウトカムに対して，どのような介入がなされたのかを明記しています．また，レビュー表をご覧いただけば，レビューに用いた論文の出版年，著者，参加者，アウトカム(成果)，介入，結果・結論が一覧に

なっているため，原文に戻って確認していただくことも容易です．ぜひ，こちらも併せてご覧になっていただきご自身の知識として活用していただければと思います．

　第3章では，セルフマネジメント理論，成人教育(アンドラゴジー)，アドバンス・ケア・プランニングについて説明しています．

　以上，皆さんが臨床で根拠と自信をもって展開していただけることを，執筆者一同祈念しております．

　2021 年 5 月

日本腎不全看護学会 CKD 委員会 知見集積担当委員

東京工科大学医療保健学部看護学科　小坂志保

目次

第 **3** 章

療養生活支援に用いる理論と活用事例 — 125

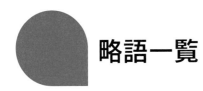

略語一覧

ADPKD：autosomal dominant polycystic kidney disease(常染色体優性多発性囊胞腎)

BMI：body mass index(体格指数)

Cr：creatinine(クレアチニン)

C_{Cr}：creatinine clearance(クレアチニンクリアランス)

CGN：chronic glomerulonephritis(慢性糸球体腎炎)

CKD：chronic kidney disease(慢性腎臓病)

CQ：clinical question(クリニカルクエスチョン)

CRF：chronic renal failure(慢性腎不全)

CVD：cardiovascular disease(心血管疾患)

DKD：diabetic kidney disease(糖尿病性腎臓病)

DN：diabetic nephropathy(糖尿病性腎症)

eGFR：estimated glomerular filtration rate(推算糸球体濾過量)

ESKD：end-stage kidney disease(末期腎不全)

GFR：glomerular filtration rate(糸球体濾過量)

HD：hemodialysis(血液透析)

HR：hazard ratio(ハザード比)

HRQOL：health-related quality of life(健康関連 QOL)

KDIGO：Kidney Disease Improving Global Outcomes

MDC：multidisciplinary care(学際的ケア)

MSW：medical social worker(メディカルソーシャルワーカー)

NKF：National Kidney Foundation〔(米国)腎臓財団〕

NSAIDs：nonsteroidal anti-inflammatory drugs(非ステロイド性抗炎症薬)

PD：peritoneal dialysis(腹膜透析)

PEW：protein energy wasting

PKD：polycystic kidney disease(多発性囊胞腎)

QOL：quality of life(生活の質)

RAS：renin-angiotensin system(レニン-アンジオテンシン系)

RCT：randomized controlled trial(ランダム化比較試験)

RRT：renal replacement therapy(腎代替療法)

SDM：shared decision making(共同意思決定)

第 **1** 章

総 論

CKD 療養の基本事項

CKD とは

CKD の定義

　慢性腎臓病(CKD)は，慢性に経過するすべての腎臓病の概念である．CKD とは糸球体濾過量(GFR)で表される腎機能の低下がある，もしくは腎臓の障害を示唆する所見が慢性的(3 か月以上)に持続するものと定義される(図 1-1)．もともと腎臓病に対する一般的な概念は難病が多いイメージや，進行すると腎移植や透析が必要になるというイメージのみがもたれていた．しかしながら近年の大規模な観察研究により腎臓病の進展は単に腎臓が悪くなり透析に至るだけでなく，狭心症，心筋梗塞，脳梗塞などの心血管疾患(CVD)の発症や死亡リスク上昇と密接に関連していること[1]が明らかとなり，世界規模で重要な健康課題と認識されるようになってきた．このような経緯もあり，2000 年初頭より米国を中心に腎臓病を社会に広く啓発し，行政を含め，医療者，製薬会社，一般市民が連携する重要性が認識されるようになった．そのなかで，腎臓病をわかりやすく理解，認識してもらえるように従来の 'chronic renal failure' から 'chronic kidney disease' という概念が米国腎臓財団(NKF)から提唱された．以降，Kidney Disease Improving Global Outcome(KDIGO)が主導し世界中に広まることとなり，日本においては日本腎臓学会が CKD 対策協議会を設立し，厚生労働省が 2008 年に腎疾患対策検討会を設置し，新たに「今後の腎疾患対策のあり方」として CKD 対策推進に関する通達が各都道府県になされ，現在に至るまで糖尿病重症化予防対策事業とともに CKD 対策も推進されている．世界においては毎年 3 月第 2 木曜日を「世界腎臓デイ」と定め，CKD 普及啓発活動が行われ，わが国においても都道府県ごとに活動が行われている．現在 CKD 患者数はわが国で約 1,330 万人と推計され，国民 8 人に 1 人が CKD であり，まさに国民病として認識されるようになった．

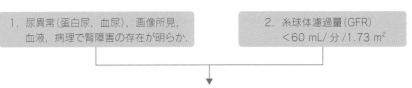

図 1-1　慢性腎臓病(CKD)の定義

CKD の重症度

　CKD の重症度は，原因，腎機能，蛋白尿を合わせたステージで評価され，そのステージに応じて適切な治療が必要となる(表 1-1)[2)]．

　腎機能は GFR により G1〜G5 に分類され，ステージが上がるにつれ腎機能が悪化していく．また，尿蛋白分類も重要である．蛋白尿区分は A1〜A3 に分類され，尿蛋白が多くなるにつれ A1 → A2 → A3 となる．CKD においては一般的に尿蛋白が腎重症度および腎予後の重要な指標になるため，治療により尿蛋白が減少すると重症度も下がることになる．

CKD の原因

　CKD を引き起こす原因はさまざまで糖尿病による腎障害〔糖尿病性腎臓病(DKD)〕，慢性腎炎，腎硬化症(高血圧や加齢などが原因)，多発性囊胞腎(PKD)などさまざまな病気が含まれる．さまざまな病気の原因があるなかで，遺伝性以外は腎臓に生じた炎症によって引き起こされる腎炎〔慢性糸球体腎炎(CGN)，尿

表 1-1　慢性腎臓病 (CKD) の重症度分類

原疾患	蛋白尿区分		A1	A2	A3
糖尿病	尿アルブミン定量 (mg/日)		正常	微量 アルブミン尿	顕性 アルブミン尿
	尿アルブミン/Cr 比 (mg/gCr)		30 未満	30〜299	300 以上
高血圧 腎炎 多発性囊胞腎 移植腎 不明 その他	尿蛋白定量 (g/日)		正常	軽度蛋白尿	高度蛋白尿
	尿蛋白/Cr 比 (g/gCr)		0.15 未満	0.15〜0.49	0.50 以上
試験紙法での目安			−	±	＋1 以上
GFR 区分 (mL/分/ 1.73 m²)	G1	正常または高値	≧90		
	G2	正常または軽度低下	60〜89		
	G3a	軽度〜中等度低下	45〜59		
	G3b	中等度〜高度低下	30〜44		
	G4	高度低下	15〜29		
	G5	末期腎不全(ESKD)	<15		

重症度は原疾患・GFR 区分・蛋白尿区分を合わせたステージにより評価する．CKD の重症度は死亡，末期腎不全，心血管死亡発症のリスクを▨のステージを基準に，▧，▦，■の順にステージが上昇するほどリスクは上昇する．

(KDIGO CKD guideline 2012 を日本人用に改変)

〔日本腎臓学会(編)：エビデンスに基づく CKD 診療ガイドライン 2018. p.3(表 1)，東京医学社，2018 に一部加筆〕

細管間質性腎炎〕と糖尿病などの全身の疾患により障害を起こすものに大きく分けられる．ただその進展因子には肥満，メタボリックシンドロームなどの生活習慣病が大きくかかわる．加えて喫煙なども進展因子の1つである．それらが複合的にCKDの進行に影響を及ぼす（図1-2）．

　CKDから透析導入に至る主な原疾患を図1-3に示す[3]．第1位は糖尿病性腎症（DN）であり，CGN，腎硬化症，PKDの順となっている．DNは1998年以降CGNを上回り，原疾患第1位となっている．

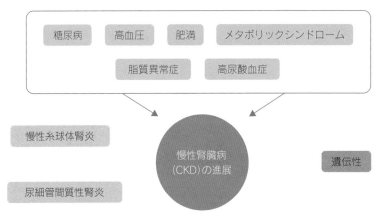

図1-2　慢性腎臓病（CKD）の原因と進行

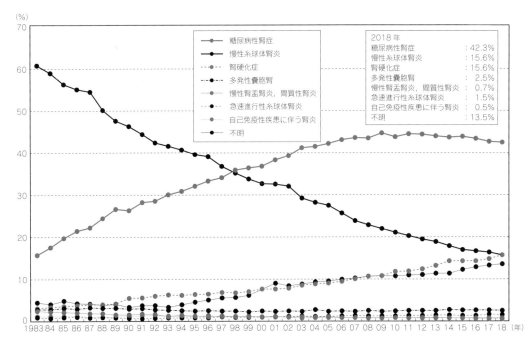

図1-3　透析導入原疾患の推移（患者調査による集計）

〔日本透析医学会統計調査委員会：わが国の慢性透析療法の現況 2018年12月31日現在．https://docs.jsdt.or.jp/overview/index.html（2021年4月16日アクセス）〕

●糖尿病性腎症〔DN，糖尿病性腎臓病（DKD）〕

現在，腎代替療法（RRT）が必要となる原疾患の第 1 位であり，全体の約 40% を占める．2 型糖尿病患者の増加に伴い，典型的な経過（長期の糖尿病歴，微量アルブミン尿を経て顕性蛋白尿を経て GFR 低下を呈する），症候（高度血尿がない，糖尿病網膜症・糖尿病神経症の合併など）を伴い，他の腎疾患が強く疑われない場合には DN と診断されるようになった．以前より DN の経過とは異なり，顕性蛋白尿を伴わないまま GFR が低下する症例も存在しており，従来の DN に代わり，非典型的な糖尿病関連腎疾患を含む DKD という概念が使われるようになってきた[2]．

●慢性糸球体腎炎（CGN）

CGN は，慢性的に持続する蛋白尿と血尿（どちらか単独のこともある）を呈し，しばしば自覚症状のないまま数年〜数十年にわたり遷延持続し，腎機能低下が徐々に進行する．有効な治療介入が行われない場合には最終的には腎不全に陥る．また，腎不全に進行する症例は経過中に高血圧を呈することが多くなる．腎生検による病理組織診断により IgA 腎症，膜性腎症，膜性増殖性腎炎，巣状糸球体硬化症，慢性尿細管間質性腎炎，遺伝性腎症などに分類される．近年，免疫抑制薬やステロイド薬，さらには扁桃腺摘出術などさまざまな治療介入により治癒を目指すことが可能になっており，早期診断が重要である．

●腎硬化症

腎臓は高血圧と密接な関係をもち，高血圧により腎障害が引き起こされるだけでなく，腎障害によってさらに高血圧が悪化するという悪循環が生じる．高血圧が長期間続くと腎細動脈に動脈硬化性変化が起こり，その結果腎障害が起こる．腎硬化症には良性腎硬化症と悪性腎硬化症とがあり，良性腎硬化症は軽度から中等度の高血圧が主な原因となり引き起こされるもので，悪性腎硬化症は悪性高血圧にみられる腎病変である．①拡張期血圧の上昇（130 mmHg 以上），②眼底所見での網膜もしくは硝子体の出血と乳頭浮腫，③急速に進行する腎障害，④中枢神経症状，心不全を伴い急激に増悪する病態が特徴である．

良性腎硬化症は緩徐に進行し，自覚症状はほとんどない．近年は人口高齢化に伴い，加齢に伴う腎硬化症が増加している．

●多発性囊胞腎（PKD）

PKD には，優性遺伝する常染色体優性多発性囊胞腎（ADPKD）と劣性遺伝する常染色体劣性多発性囊胞腎（ARPKD）があるが，多くは ADPKD で発症する．両側の腎臓に多数の囊胞が進行性に発生・増大し，70 歳までに約半数は末期腎不全（ESKD）に至る．腎臓だけでなく，多発肝囊胞や膵囊胞を高率に認め，80% には高血圧の合併があり，脳動脈瘤，心臓弁膜症，大腸憩室，腎結石なども合併することがある．囊胞は小児期から形成が始まり，加齢とともに増大する．囊胞の増大に伴い，徐々に腎機能は低下する．ADPKD の患者の多くは，30〜40 歳代まで無症状で経過し，人間ドックや超音波検査で偶然発見される場合も多い．

標準的な検査・診断・治療

早期診断の重要性

CKDの多くは自覚症状に乏しく，末期に至るまでほとんど無症状で経過することも少なくないが，尿検査，血液検査で診断することが可能である．健診を中心とした検査や医療機関での尿検査，血液検査を通してCKDを早期に診断し，適切な治療を行うことが重要である．

尿検査

検尿は健診では必ず含まれている検査であり，患者への侵襲もなく簡便な検査ではあるが，CKDの早期診断においては最も重要な検査である．その歴史は古く，紀元前の時代から行われていたとされており，腎臓のみならず他の多くの臓器を含む人体の情報を映す鏡として現在に至るまで行われてきた．腎臓病の多くがこの検尿の異常(尿蛋白陽性，尿潜血陽性)を伴うことが多く，そのため学校検診などでも毎年行われている．

腎障害の存在は主として尿蛋白(アルブミン尿)の存在が重要である．尿蛋白，アルブミンを定量評価する指標として尿蛋白(アルブミン)/クレアチニン(Cr)比を用いることが多い．従来尿蛋白を診断するためには試験紙法で定性的にスクリーニング測定する方法や24時間尿蛋白排泄量を定量評価する方法が行われていたが，随時尿で尿蛋白とCrを同時測定し，その比により24時間量を概ね推定できることがわかり，最近では蓄尿せずに尿蛋白(アルブミン)/Cr比を測定する方法が普及している．尿蛋白が多ければ多いほど腎機能低下の進行速度は速く，0.5 g/日以上または0.5 g/g Cr以上の尿蛋白があれば腎不全に至るリスクが高いといえる．また，尿蛋白の存在は腎不全リスクのみならず，CVD発症．死亡リスクとも関連性があることが知られており[4]，CKD重症度分類では従来のGFRのみの分類から尿蛋白の程度を考慮した重症度分類に改定されている．これはCVD発症・死亡リスク，ESKD発症と尿蛋白(アルブミン)の存在との関連性が重要である点を加味したものである．

一方，尿潜血は試験紙法で赤血球に反応するヘモグロビンが作用する反応であり，腎炎により糸球体が傷害されて糸球体から尿中へ漏れ出るものと尿路結石や腫瘍などからの出血によるものがある．正確な評価は尿沈渣と呼ばれる検査で行う．尿沈渣は腎臓から尿管，膀胱に至る尿中分泌された固形物を観察する検査であり，尿を試験管に取り遠心して，上清を捨て試験管に残留した固形物を調べる．

尿潜血は尿沈渣で，赤血球が歪(いびつ)になっていないかを評価する必要がある．赤血球が変形していると糸球体からの漏れであることがわかり，変形がない場合には糸球体以降の出血であることがわかる．

また円柱を観察することにより，糸球体腎炎の存在，尿細管障害の存在を調べることができる．赤血球が円柱の中に含まれる赤血球円柱は，腎炎の存在を示唆

し，顆粒円柱は腎炎や尿細管障害を示唆する．また，白血球円柱の存在は感染や炎症の可能性を示唆する．

血液検査

腎機能評価はさまざまあるが，日常臨床では血清 Cr 値を用いることが最も多い．ただし高齢女性や筋肉量の少ない人ではしばしば過大評価することがあるため，血清シスタチン C 値を用いることがある．いずれの指標も年齢，性別から推算糸球体濾過量(eGFR)を計算し算出することができる．

腎生検

腎生検とは腎臓に細い針を刺して腎組織を採取する検査である．腎臓病の確定診断を行い，腎臓病の程度，進行度を把握し，適切な治療につなげるものである．腎生検の適応は主に①検尿異常，②ネフローゼ症候群，③急速に進行する腎機能低下である．①の場合，蛋白尿や血尿は学校検診や職場検診などで発見され，無症状のことが多いが，尿蛋白が 1 g/日以上で腎不全に進行するリスクが高いと考えられる場合や，0.5 g/日程度以上でも沈渣での細胞成分が多く，進行する腎炎が疑われる場合にはその適応となる．②の場合はすでに大量の尿蛋白により血中の蛋白が減少し，浮腫(むくみ)を認めていることも多いが，腎臓病があるのは確実で，治療方針決定のため腎生検の適応となる．③の場合で腎臓に原因があると判断される場合には腎生検の適応となる．

腎生検は日本全国で年間約 1 万人が受けており，腎生検の方法には経皮的腎生検(針生検)と開放腎生検(手術生検)がある．一般的には経皮的腎生検が多く行われており，患者は腹臥位となり，超音波ガイド下で局所麻酔の後に背中から針を進め，息を止めた状態ですばやく採取する．検査後は絶対安静が必要となる．一方開放腎生検では全身麻酔下に脇腹を切開したうえで腎臓を直接観察し腎組織を採取する．

腎生検の禁忌としては出血傾向，片腎，尿路感染症，PKD，腎臓癌，高度な腎萎縮，水腎症，妊娠，呼吸障害，心不全，重症高血圧，高度な肥満があり，精神障害，認知症などで息止めが困難な場合も行えない．

合併症として腎周囲血腫と肉眼的血尿がある．そのほかにも感染症，動静脈瘻がある．通常は安静，対症療法となるが，輸血を要したり，腎動脈塞栓術を行う例もまれにある．

治療

●薬物療法

CKD が進行すると高血圧が悪化し，また高血圧があると CKD が進行しやすいという悪循環に陥るため，血圧管理は CKD における薬物療法の中心的な治療となる．血圧の管理目標は 130/80 mmHg 以下であるが，年齢や尿蛋白の程度により変化する．特に高齢者では過度の降圧(収縮期血圧＜110 mmHg)は注意が必

表 1-2　CKD で使用される代表的な薬剤

原疾患治療薬

疾患	薬剤	治療の目的
慢性糸球体腎炎	RAS 阻害薬	降圧・尿蛋白改善
	抗血小板薬	尿蛋白改善
ネフローゼ症候群	副腎皮質ホルモン	尿蛋白改善
	免疫抑制薬	尿蛋白改善
	抗血小板薬	尿蛋白減少
糖尿病性腎症	RAS 阻害薬	降圧・尿蛋白改善
	利尿薬	浮腫改善
	抗血小板薬	尿蛋白改善
腎硬化症	降圧薬	降圧
多発性嚢胞腎	利尿薬	嚢胞増大抑制,腎機能低下抑制

合併症治療薬

合併症	薬剤	目的
腎性貧血	造血因子薬	貧血改善
高 K(カリウム)血症	高 K 血症治療薬	高 K 血症改善
アシドーシス	代謝性アシドーシス治療薬	アシドーシス改善
尿毒素蓄積	尿毒症治療薬	透析遅延
高リン血症	リン吸着薬	血清リン改善

　要である. 降圧薬にはさまざまな種類があるが, 尿蛋白を認める場合には尿蛋白減少効果を期待してレニン-アンジオテンシン系阻害薬(RAS 阻害薬)が推奨されている(表 1-2). RAS 阻害薬は腎糸球体内圧減少効果による尿蛋白減少効果がある. 表 1-2 に CKD で使用される代表的薬剤を示す. 原疾患に対する薬剤のほか, CKD 進行とともに症状に応じた薬剤の使用が必要となる.

● CKD 重症度に応じた対策(原疾患治療に並行して行う必要があること)

　原疾患に応じての治療(高血圧治療, 糖尿病治療, 脂質異常症治療, 高尿酸血症治療など)以外に重症度に応じてさまざまな角度からの治療が必要となる.

• G1, G2(軽症):生活習慣を改善し, 進行を抑制する.

　禁煙, 運動, 食事療法など生活習慣の改善に努める. 定期的に尿・血液検査を行い, 検査値の変化がないか確認する.

• G3a, G3b(中等症):専門医受診が必要である.

　自覚症状はほとんど認めないが, G3b の段階では CKD 関連リスク(CVD 発症, 死亡リスク, ESKD リスク)が急速に増加するため, 一般治療とは別に心血管障害などの合併症の有無の検査を行う必要がある.

• G4, G5(重症):腎機能が著しく低下した場合には RRT の準備が必要である.

　腎性貧血, アシドーシス, 高リン血症などに対する治療を行う. RRT についての説明〔血液透析(HD), 腹膜透析(PD), 腎移植〕を行う.

●食事療法

　CKD 悪化を抑制するためには生活習慣改善と食事療法を行う. 禁煙, 肥満の

表 1-3　CKD の栄養管理

CKD ステージ	G1	G2	G3a	G3b	G4	G5
エネルギー（kcal/kg 体重/日）	25～35					
塩分（g/日）	高血圧があれば3≦　＜6		3≦　＜6			
蛋白質摂取〔g/体重(kg)/日〕			0.8～1.0	0.6～0.8		
カリウム（mg/日）				≦2,000	≦1,500	
リン					正常値を目標に添加物などに含まれる無機リン摂取制限を中心にリン摂取制限	

是正を基本とし，CKD 重症度に応じた塩分，蛋白質，カリウム（K），リンの制限が必要である．蛋白制限に関しては RRT を遅延させる可能性があるが，実施にあたってエネルギー不足，筋力低下，栄養状態の悪化に十分注意しながら，医師，管理栄養士の指導のもと行うことが求められる．各ステージと栄養管理に関してまとめたものを表 1-3 に示す．

●病診連携の重要性

近年は人口高齢化に伴い，加齢に伴う腎硬化症が増加しており，また生活習慣病とのかかわりも強いことから CKD 治療にはかかりつけ医の存在が非常に重要である．CKD 患者のスクリーニングから専門的治療を必要とする疾患の専門医への紹介，CKD 患者における日常のフォローアップがその役割である．

2017 年，日本腎臓学会と日本医師会により「かかりつけ医から腎臓専門医・専門医療機関への紹介基準」が作成されている（表 1-4）[2]．この紹介基準に該当しなくても，急速な腎機能低下などを認めれば速やかに腎臓専門医・専門医療機関に紹介することが重要である．

CKD 保存期にかかわる看護師に必要と思われる事項

CKD ステージ G1, G2 の患者支援

軽症であるこのステージの患者はすでに腎機能が徐々に低下し始めている時期であるが，自覚症状として CKD の存在を意識することは困難である．また，健診などで偶然検尿異常などが発見されたとしても，自覚症状がないため，そのまま放置することも多い．そのため，この時期の患者支援として重要なのは，患者に尿検査の目的や CKD の情報提供を行うことである．CKD の理解とともに健康に対する意識向上を目的とし，地域の保健指導と連携することが必要である．看護師は患者に，尿検査異常や血液検査異常がないか，既往歴，薬剤歴，生活習慣を聴取し，腎機能低下に影響を及ぼすものはないかなどの情報を医師と共有する．

表 1-4　かかりつけ医から腎臓専門医・専門医療機関への紹介基準

原疾患		蛋白尿区分		A1	A2	A3
糖尿病		尿アルブミン定量(mg/日)		正常	微量アルブミン尿	顕性アルブミン尿
		尿アルブミン/Cr 比(mg/gCr)		30 未満	30〜299	300 以上
高血圧 腎炎 多発性嚢胞腎 その他		尿蛋白定量(g/日)		正常 (−)	軽度蛋白尿 (±)	高度蛋白尿 (＋〜)
		尿蛋白/Cr 比(g/gCr)		0.15 未満	0.15〜0.49	0.50 以上
GFR 区分 (mL/分/ 1.73 m²)	G1	正常または高値	≧90		血尿＋なら紹介, 蛋白尿のみならば生活指導・診療継続	紹介
	G2	正常または軽度低下	60〜89		血尿＋なら紹介, 蛋白尿のみならば生活指導・診療継続	紹介
	G3a	軽度〜中等度低下	45〜59	40 歳未満は紹介, 40 歳以上は生活指導・診療継続	紹介	紹介
	G3b	中等度〜高度低下	30〜44	紹介	紹介	紹介
	G4	高度低下	15〜29	紹介	紹介	紹介
	G5	末期腎不全	＜15	紹介	紹介	紹介

上記以外に，3 か月以内に 30％以上の腎機能の悪化を認める場合は速やかに紹介.
上記基準ならびに地域の状況などを考慮し，かかりつけ医が紹介を判断し，かかりつけ医と腎臓専門医・専門医療機関で逆紹介や併診などの受診形態を検討する.

腎臓専門医・専門医療機関への紹介目的(原疾患を問わない)

1) 血尿，蛋白尿，腎機能低下の原因精査.
2) 進展抑制目的の治療強化〔治療抵抗性の蛋白尿(顕性アルブミン尿)，腎機能低下，高血圧に対する治療の見直，二次性高血圧の鑑別など〕.
3) 保存期腎不全の管理，腎代替療法の導入.

（作成：日本腎臓学会，監修：日本医師会）

〔日本腎臓学会(編)：エビデンスに基づく CKD 診療ガイドライン 2018. p.4，東京医学社，2018〕

CKD ステージ G3a, G3b の患者支援

　中等症であるこのステージの患者は，検尿異常や血液検査異常，電解質異常も徐々に現れる時期である．腎臓内科専門医受診を勧め，原因精査，診断，治療を受けてもらう必要がある．しかしながら，G1, G2 同様にこのステージにおいても患者の自覚症状は乏しいことも多く，気がついていないことや受診を自己中断することもあるため，治療継続の重要性を説明し，診断された患者と薬物治療，食事療法，生活習慣改善の方法について情報提供を行い，改善点を一緒に考える必要がある．原疾患，経過，治療に関する知識を取得することにより，患者の今後の生活に対する理解を深めることができる．また，前述したように自覚症状がまだない患者も多く，定期受診や治療を自己中断することも少なくない．した

がって，日常診療のなかで，患者と積極的にコミュニケーションをとり，受診に伴う心的負担を汲み取り，患者努力を承認したうえで，治療継続の重要性を説明していく．

食事療法では患者とともに日常生活を振り返り，患者主体で実現可能な目標を設定する．患者自身は食事療法が重要なことは理解できていても，実行継続ができないさまざまな家庭内事情や感情などを理解することが重要である．「塩分はとらないように」「肉を控えて」などと一方的な注意では患者意欲を衰退させることとなる点に留意する必要がある．

このステージでは降圧薬など多剤を服用している患者が多く，服薬コンプライアンスを維持させる取り組みや残薬情報を聴取することが必要である．また，他院からの処方薬の確認を行い，重複した薬剤がないか，腎機能低下に影響を及ぼす薬剤が処方されていないか(解熱鎮痛薬：NSAIDs など)の確認も重要であろう．透析患者の全国アンケート調査のデータではあるが，多剤処方されている患者の残薬や飲み忘れを患者自身が話す職種は看護師が最も多いことがわかっている[5, 6]．最近では，薬剤師との連携として CKD 患者であることを示す CKD シールの貼付なども行われ，薬剤性腎障害予防に向けた取り組みが多職種間連携で行われつつある(図 1-4)．

さらに定期的に尿・血液検査を受けている患者も多く，検査結果をわかりやすく説明し，受診記録とともに持参いただき，治療への関心を高めていけるように促す．受診記録とともに受診時に持参するものとして家庭血圧手帳が重要である．早朝高血圧や夜間高血圧は CKD 悪化に影響を及ぼすことが知られており，家庭での血圧測定が必要となり，家庭血圧測定指導も看護師の役割として重要である．

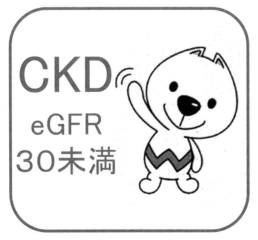

図 1-4 **CKD シール**
(作成：和歌山慢性腎臓病対策協議会)

CKD ステージ G4, G5 の患者支援

　このステージになると患者は徐々に自覚症状(浮腫, 貧血, 消化器症状など)が出現してくる. ステージ G5 になり尿毒症症状が出現すると, RRT(HD, PD, 腎移植)が必要となってくる. まず尿毒症症状はどのような症状が出現するか, どのような RRT があるかなどの知識を取得することが必要である.

　ステージ G5 になるとほとんどの患者は RRT が必要になる説明を受ける. 大半の患者は失望し, 透析導入後の生活への不安・恐怖心を抱くようになる. 看護師は患者の考えや思いを話しやすい雰囲気作りを心がけ, 患者が意思決定するまで気持ちに寄り添い, 丁寧に説明することが必要である. 患者が RRT を受ける意思決定をしたのちに, 具体的な RRT(HD, PD, 腎移植)の方法, 生活〔通院回数や通院方法, 食事, 生活の質(QOL)など〕, アクセス作成方法, アクセス管理に関して患者や家族に対して情報提供を行う.

(大矢昌樹)

文献

1) Go As, et al.：Chronic kidney disease and the risks of death, cardiovascular events, and hospitalization. N Engl J Med, 351(13)：1296-1305, 2004.
2) 日本腎臓学会(編)：エビデンスに基づく CKD 診療ガイドライン 2018. 東京医学社, 2018.
3) 日本透析医学会統計調査委員会：わが国の慢性透析療法の現況. 2018 年 12 月 31 日現在. https://docs.jsdt.or.jp/overview/index.html(2021 年 4 月 16 日アクセス)
4) Keith DS, et al.：Longitudinal follow-up and outcomes among a population with chronic kidney disease in a large managed care organization. Arch Intern Med, 164(6)：659-663, 2004.
5) Iwashita Y, et al.：A survey of drug burden in patients undergoing maintenance hemodialysis in Japan. Intern Med, 57(20)：2937-2944, 2018.
6) Ohya M, et al.：An analysis of medication adherence and patient preference in long-term stable maintenance hemodialysis patients in Japan. Intern Med, 58(18)：2595-2603, 2019.

CKD 患者の自己管理

　CKD を有する患者や家族のケアに携わる医療者に求められるものは，慢性病と生活する人の理解から始まる．CKD のように長期的に疾患や症状の管理が必要となる慢性病患者は，病気を抱きながら生活している生活者である．患者は，どのような状況にあっても常に日常生活の管理や，近い将来への効率のよい準備のためのいかなる社会適応耐性が必要であるかをそのつど考えている[1]．私たち人間は，若者から高齢者まで誰もが病気の慢性状況に直面する可能性をもっていて，もし，慢性病をもつような状況になればそれを予防したり，管理したりする．これは，人間が本来もつ思考能力の 1 つであり，その予防と管理は家庭で行われていることを理解しなくてはならない．

　長期的に疾患管理が必要となる患者への支援においては，医療者が患者を生活者としてとらえる必要があるとともに，"慢性性(クロニシティ)"の概念を知っておくことが，看護を展開するうえで重要である．クロニシティとは，慢性疾患(chronic disease)のような治療的観点から診るのではなく，慢性の病い(chronic illness)として，症状による苦しみやその療養体験として慢性病をとらえ直す概念である[1-3]．病いは同じ疾患や症状でも，患者個人によってとらえ方や感じ方(病いの体験)に違いがあり，その体験は，患者の生活歴や社会的背景によっても違ってくるため，医療者の思う症状と患者の感じる症状の程度やあり方にギャップが生じることが多々ある．この病いの体験は，患者が病気とともに生きること(living with chronic illness)を支援するために重要なアセスメント項目の 1 つであり，患者の療養支援(セルフマネジメント：自己管理)を成功させるポイントといえる．そのため，医療者は患者に病いの体験を語ってもらい，"患者が疾患をどうとらえているのか"，"患者が疾患とどう生き抜きたいと考えているのか"を知り患者とともに病いとともに生きていく方策を考えていく姿勢をもつことが求められる．

　セルフマネジメント[4]とは，患者がとる予防的および治療的なセルフケア活動であり，患者が新しい知識のもとに，折り合いを付けながら療養行動を自分の生活に取り入れていくことである．'CKD is Common, Harmful, and Treatable'といわれるように，わが国では，CKD は今や 8 人に 1 人が罹患するといわれる国民病となった．腎不全になる前に心血管系合併症を起こす危険があり，早期に適切な治療や療養を始めることで，重篤な合併症を予防し，腎臓病の進行を遅らせることができるといわれている[5]．もはや，腎不全に携わる看護職はそれ以前の

CKD の段階から予防的な看護をすることが必須となった．本項を通じて，CKD 看護に携わる看護職が予防的視点より，長期にわたるさまざまな慢性状況において CKD への理解を深めながら，実践的エビデンスに基づき，包括的に看護を提供することで，CKD 患者の QOL 向上，健康観の維持を可能にできると期待する．

（髙井奈美）

文献

1) Woog P(著)，黒江ゆり子，ほか(訳)：慢性疾患の病みの軌跡―コービンとストラウスによる看護モデル．医学書院，1995.
2) 黒江ゆり子：病いのクロニシティ(慢性性)と生きることについての看護学的省察．日本慢性看護学会誌，1(1)：3-9, 2007.
3) Kleinmman A(著)，江口重幸，ほか(訳)：病いの語り―慢性の病いをめぐる臨床人類学．誠信書房，1996.
4) Lubkin IM, et al.(著)，黒江ゆり子(監訳)：クロニックイルネス―人と病いの新たなかかわり．医学書院，2007.
5) 日本腎臓学会(監)，腎疾患重症化予防実践事業生活・食事指導マニュアル改訂委員会(編)：医師・コメディカルのための慢性腎臓病生活・食事指導マニュアル．東京医学社，2015.

CKD 療養のアセスメント項目

血液・尿検査データ

腎機能障害の程度，腎機能障害に伴う症状，危険因子を評価するために，CKD 患者に対してさまざまな検査が行われる．それらのなかでも血液検査，尿検査は最も一般的，かつ重要である．

重症度の評価

CKD の重症度は，原疾患，血清 Cr を基にした eGFR 区分，蛋白尿区分からなる CGA 分類を用いる（表 1-5）[1]．CKD の評価には C_{Cr}（クレアチニンクリアランス）は用いない．

重症度評価に用いられる検査項目

GFR 測定のゴールドスタンダードはイヌリンクリアランスであるが，煩雑で高額な検査であるため，eGFRcreat を用いる．筋肉量に左右されない血清システチン C に基づく eGFRcys も用いられるが，一般的に eGFR は eGFRcreat を指す．

随時尿での尿蛋白の評価は，尿蛋白定量と尿中 Cr により算出される値〔尿蛋白/Cr 比（g/gCr）〕で行う．尿試験紙法での尿蛋白定性評価は，濃縮尿や希釈尿の影響を強く受けるため，定量の結果で評価することが望ましい．

重症度分類の解釈のポイント

CKD は CVD のリスク因子である．表 1-5 に示した「色」は■のステージを基準に■，■，■の順に死亡，ESKD，心血管死発症のリスクが上昇する．腎機能の悪化を抑制し CVD の発症を予防するため，セルフマネジメント支援を行う．

看護介入のポイント

自覚症状に乏しい CKD の特徴が療養行動を妨げやすい[2]．セルフマネジメントのうち客観的に測定，観察できるデータや徴候の意味をアセスメントし，対処する方法を身につけることをサインマネジメントという[3]．血液・尿検査が示すデータの意味を患者に伝え，自覚症状に乏しい身体状況の理解を深められるよう支援する．

表 1-5 CGA 分類

原疾患	蛋白尿区分		A1	A2	A3
糖尿病	尿アルブミン定量 (mg/日)		正常	微量アルブミン尿	顕性アルブミン尿
	尿アルブミン/Cr 比 (mg/gCr)		30 未満	30～299	300 以上
高血圧 腎炎 多発性嚢胞腎 移植腎 不明 その他	尿蛋白定量 (g/日)		正常	軽度蛋白尿	高度蛋白尿
	尿蛋白/Cr 比 (g/gCr)		0.15 未満	0.15～0.49	0.50 以上
試験紙法での目安			−	±	+1 以上
GFR 区分 (mL/分/1.73 m²)	G1	正常または高値	≧90		
	G2	正常または軽度低下	60～89		
	G3a	軽度～中等度低下	45～59		
	G3b	中等度～高度低下	30～44		
	G4	高度低下	15～29		
	G5	末期腎不全(ESKD)	<15		

重症度は原疾患・GFR 区分・蛋白尿区分を合わせたステージにより評価する。CKD の重症度は死亡，末期腎不全，心血管死亡発症のリスクを ■ のステージを基準に，■，■，■ の順にステージが上昇するほどリスクは上昇する。

(KDIGO CKD guideline 2012 を日本人用に改変)

〔日本腎臓学会(編)：エビデンスに基づく CKD 診療ガイドライン 2018. p.3(表 1)，東京医学社，2018 に一部加筆〕

血液・尿検査データを用いた患者への支援例

- CKD である身体をどのようにとらえているのか聴く
- 検査データをどのように理解しているのか聴く

(中村雅美)

血圧

目標値(診察室血圧)

高血圧は CKD 発症の危険因子であるので，高血圧患者においては CKD 発症を抑制するため，血圧管理を行うよう推奨されている。また，CKD 患者においても心血管イベントの発症抑制や，ESKD 進展抑制の観点から降圧目標値が定められている(表 1-6)[1]。

測定方法

血圧管理では，診察室血圧のみならず継続的な家庭血圧測定が求められる。以下に，家庭血圧測定の方法・条件[4]について示す。

表 1-6　目標値（診察室血圧）

		75 歳未満	75 歳以上
糖尿病なし	蛋白尿なし	140/90 mmHg 未満	150/90 mmHg 未満
	蛋白尿あり	130/80 mmHg 未満	150/90 mmHg 未満
糖尿病あり		130/80 mmHg 未満	150/90 mmHg 未満

・蛋白尿については，軽度蛋白尿（0.15 g/gCr）以上を蛋白尿ありと判定する
・75 歳以上では，起立性低血圧や急性腎障害などの有害事象がなければ，140/90 mmHg 未満への降圧を目指す
・家庭血圧の場合は，目標値を収縮期・拡張期ともに 5 mmHg ずつ低い値とする
〔日本腎臓学会（編）：エビデンスに基づく CKD 診療ガイドライン 2018. p.24，東京医学社，2018 より改変〕

- **装置**：上腕カフ；オシロメトリック法に基づく装置
- **測定環境**：静かで適当な室温の環境，背もたれ付きの椅子に足を組まずに座り 1〜2 分安静にした後，会話をしない，測定前に喫煙・飲酒・カフェイン摂取は行わない，カフ位置を心臓の高さに維持できる環境，薄地の着衣の上にカフを巻くことは許容する．
- **測定条件**：朝）起床後 1 時間以内で排尿後，朝の服薬・朝食前，1〜2 分安静後　就寝前）1〜2 分安静後
- **測定回数**：1 機会 1 回以上
- **記録**：すべての値を血圧手帳または自己記録表に記録する．

値の見方

　日々の血圧測定値の変動の有無を確認する．また目標値に対して，自己の測定記録の高低を確認する．加えて，自覚症状の有無や内服薬の増減による変化などを評価する．自覚症状や平時以外の行動（体調不良・暴飲暴食・旅行など）がある場合は，必ず記載する．

看護介入のポイント

　高血圧を引き起こしやすい生活習慣として，塩分過剰摂取，運動不足，喫煙，過剰の飲酒などが考えられる．加えて，腎疾患患者では腎機能低下による腎臓でのナトリウム（Na），水分の排泄能低下による，循環血漿量の増加から高血圧が惹起される．そのため，表 1-7 の生活習慣の改善[5]を促す．

目標値からの逸脱時における患者への支援例

- 日々の血圧測定値の確認と，血圧値変動状況についての問診とカウンセリングを実施する．
- 血圧の変動の原因となる生活習慣・食習慣の変化や，身体的・精神的疲労の有無，就労・社会生活の変化の有無などを確認する．
- 内服アドヒアランスの状況を確認し，怠薬などがみられる場合にはその原因を検討し，生活習慣への順応を目指す．

表 1-7 生活習慣の改善項目

減塩	6 g/日未満
野菜・果物	野菜・果物の積極的摂取〔カリウム(K)制限があるものは推奨しない〕
脂質	コレステロールや飽和脂肪酸の摂取を控える 魚(魚油)の積極的摂取
減量	BMI 25 未満
運動	有酸素運動を中心に定期的に 1 日 30 分または，週に 180 分以上を目標に運動を行う
節酒	エタノールで男性 20～30 mL/日，女性 10～20 mL/日以下
禁煙	受動喫煙も含む，積極的禁煙

〔日本高血圧学会高血圧治療ガイドライン作成委員会(編)：高血圧治療ガイドライン 2019. p.64(表 4-1)，ライフサイエンス出版，2019 を改変．許諾を得て転載〕

- 腎不全悪化症状の有無を確認(浮腫，倦怠感，食思不振，胸部不快感など)し，症状悪化時には早急に主治医へ連絡し，適切な治療管理を受けられるよう促す．

(小坂志保)

体重

肥満や，メタボリックシンドロームは，心血管イベントや CKD の発症・進展の危険因子であることが報告されており[1]，CKD 患者においても適切な体重管理が必要である．

基準値

体格指数(BMI)25 未満[6]

測定方法

体重$(kg) \div$身長$^2(m)$

【体重測定】

- **測定回数**：1 日朝晩の 2 回測定する．
- **測定タイミング**：朝→起床後朝食前の排泄後，晩→夕食後や入浴後の排泄後
- **記録**：日内変動・経時的変動を確認するため，すべての値を自己記録表に記録する．

値の見方

日々の体重の変動の有無を確認する．急激な体重増加の場合，浮腫などの循環血漿量が増加していることも考えられるため自覚症状も併せて記録する．平時以外の行動(体調不良・暴飲暴食・旅行など)がある場合は，必ず記載する．

看護介入のポイント

- 急激な体重増加の場合，腎機能低下による Na や，水の排泄能低下に伴う循環血漿量の増加からの尿量減少，浮腫や溢水などが考えられるため，腎不全症状・心不全症状を合わせて確認する．
- 慢性的な体重増加により BMI が 25 以上となる場合には，肥満関連腎臓病によって腎機能が低下する場合もあるため，蛋白尿の有無や，腎生検での糸球体肥大や腎肥大，巣状分節性糸球体硬化症の所見がないかも確認[7]する．
- 半年間での体重減少が，体重の 5% を超える場合は低栄養や，フレイル，サルコペニアも考えられるため，十分な問診と身体活動量，活力・意欲，筋力低下，歩行速度の低下などがないか確認する．

患者への支援例

- 日々の食事摂取量，飲水量，塩分摂取量，身体活動量を確認し，体重の増減の要因を探索する．
- 体重の変動の原因となる生活習慣・食習慣の変化や，身体活動状況，身体的・精神的疲労の有無，就労・社会生活の変化の有無などを確認する．
- 腎不全悪化症状の有無を確認(浮腫，倦怠感，食思不振，胸部不快感など)し，症状悪化時には早急に主治医へ連絡し，適切な治療管理を受けられるよう促す．

(小坂志保)

食事療法

　食事療法は CKD 患者の自己管理では基本的で重要な治療である．CKD 患者においては高血圧・尿蛋白の抑制と CVD 予防のため，塩分 6 g/日未満が推奨されている．また CKD 進行を抑制するために，蛋白質摂取量を制限することも推奨されているが，蛋白質制限とともに適正なエネルギー摂取も必要である．メタボリックシンドロームを合併している肥満がある CKD 患者は，生活習慣の改善とともに適切なエネルギー摂取を実施し，減量することが望ましい．総死亡，心疾患の発症を予防するために CKD 患者の血清 K を管理することが必要であるため，不適切な食事や腎機能低下により血清 K 値が高値となる場合には介入する．またこれらの食事療法の指導には，医師，管理栄養士を含めた多職種でかかわることが推奨されている[8]．

目標値(食事摂取基準)[9]

　目標値を表 1-8 に示す．

測定方法

　摂取している食事の内容からエネルギー，塩分量，蛋白質量を測定するには，

表 1-8　目標値（食事摂取基準）

ステージ（GFR）	エネルギー（kcal/kgBW/日）	蛋白質（g/kgBW/日）	食塩（g/日）	カリウム（mg/日）
ステージ 1（GFR≧90）	25～35	過剰な摂取をしない	3≦　＜6	制限なし
ステージ 2（GFR 60～89）		過剰な摂取をしない		制限なし
ステージ 3a（GFR 45～59）		0.8～1.0		制限なし
ステージ 3b（GFR 30～44）		0.6～0.8		≦2,000
ステージ 4（GFR 15～29）		0.6～0.8		≦1,500
ステージ 5（GFR＜15）		0.6～0.8		≦1,500

・エネルギーや栄養素は，適正な量を設定するために，合併する疾患（糖尿病，肥満など）のガイドラインを参照
　して病態に応じて調整する．性別，年齢，身体活動度により異なる．
・体重は，基本的に標準体重（BMI＝22）を用いる．
・ステージ 5D（透析療法中）の食事療法基準は省略．
〔日本腎臓学会（編）：慢性腎臓病に対する食事療法基準 2014 年版．日本腎臓学会誌，56(5)：564，2014〕

食事内容を記載したものを管理栄養士など専門職と連携し，評価する．または電子媒体を利用し，食事の写真から評価する方法もある．

値の見方

メタボリックシンドロームを合併している肥満では体重調整を行う必要がある．3 か月で 5%体重減を目標にして体重調整を行い，BMI 25 未満を目標とする[10]．

看護介入のポイント

食事療法を実施する際には，現在の食事や生活習慣を見直し，現状を理解することが必要である．特に高血圧は，減塩により血圧低下の効果があることが明らかとなっている．食事療法指導後にも血圧の改善，腎機能の低下の進行抑制がみられない場合には，食事療法の現状を確認する．

目標値からの逸脱時における患者への支援例
・食生活の現状を確認し，カウンセリングを実施する．
・生活習慣と食生活は関係が深く，身体的変化，精神的な負担，社会的側面から逸脱している原因と対策を患者とともに考える．
・腎機能低下による尿毒症症状出現時には，主治医と連絡をとり治療を受けられるように調整する．

(平野道枝)

薬物療法・服薬管理

　ESKD や CVD を抑制するための CKD の集学的な治療には，高血圧，糖尿病，脂質異常症，貧血，骨・ミネラル代謝異常，高尿酸血症，尿毒症毒素，CKD の原因に対する治療などがあり，それぞれにおいて薬物療法は重要な役割を担っている．薬物療法の支援にあたっては，服薬アドヒアランスの視点が必要である．

薬物療法の支援のあり方

　患者が処方された薬の必要性や服用時の注意事項などについて理解し，場合によっては他者からの支援を受けて，適切に服薬管理できること[11]を目指す．

服薬管理の評価項目と方法

　服薬管理に関するセルフケア能力と実践状況を確認する．具体的な項目は，服用状況(服用できている/できていないだけでなく，管理状況も含む)，薬物療法についての理解状況，認知機能，服薬管理するうえで困っていること，生活スタイルなどである．服用忘れがある場合は，その行動の背景を患者の視点からアセスメントしていく．

　また検査データや自覚症状などから，薬物療法の効果を確認する．治療効果が乏しい場合は身体状況の悪化も考えつつ，服用状況の観点からも評価する．

看護介入のポイント

　複数の薬を複雑な用法で服用しながら日常生活を送っている患者に関心を寄せて，服薬支援を行う．薬物療法の目的，作用・副作用，服用時の注意点などについて説明し，患者の理解状況を確認する．適切に服用できている場合は評価して伝え，自己効力感を高める．服用忘れがある場合はその理由を振り返り，患者とともに服用できる方法を話し合っていく．患者 1 人で服用することが難しい場合は，家族の支援を得たり，介護スタッフなどと連携する．注射で行われる貧血管理については，継続して受診できるように通院手段を確認し，必要であれば通院しやすい医療機関を受診できるよう，関連職種や部門と連携する．

患者への支援例

- 疾患や薬物療法の必要性の理解状況の確認
- 患者に適した剤形や，生活スタイルに合わせた用法への変更の調整
- 服用しやすい工夫(一包化調剤，薬カレンダーやケースの利用)
- 看看連携(病院看護師–訪問看護師)，薬剤師やケアマネジャーとの連携
- お薬手帳の活用

（中村雅美）

運動療法

運動療法について，CKD患者の身体機能低下は予後とQOLに関連すると報告があるが，腎機能や腎予後に効果があるかは明確にはなっていない．しかし，メタボリックシンドロームや肥満を伴っている保存期のCKD患者では，高血圧，耐糖能異常，脂質異常症，肥満などを改善する効果があるとされており，身体機能の維持はQOLに効果があるとされている．

しかし，CKD患者への運動療法開始は，安定した病態の患者に勧められるとされており，多職種での評価を行い開始されることが望まれる[12]．

運動方法・強度・時間・種類

運動療法開始には，合併症のコントロール状況を評価しながら，メディカルチェックを行うことが推奨されている．

CKD患者に推奨される運動処方（ガイドライン）[13]を示す（表1-9）．

値の見方

● RPE(rating of perceived exertion)（自覚的運動強度）

自覚的運動強度とは，Borg指数の11～13(楽である～ややきつい)が中等度の負荷強度レベルである．

表 1-9　CKD患者に推奨される運動処方

	有酸素運動	レジスタンス運動	柔軟体操
頻度	3～5日/週	2～3日/週	2～3日/週
強度	中等度強度の有酸素運動〔酸素摂取予備能の40～59%，Borg指数(RPE)6～20点(15点法)の12～13点〕	1RMの65～75%〔1RMを行うことは勧められず，3RM以上のテストで1RMを推定すること〕	抵抗を感じたりややきつく感じるところまでやる
時間	持続的な有酸素運動で20～60分/日もしくは3～5分間の間欠的運動で20～60分/日	10～15回反復で1セット，患者の耐容能と時間に応じて，何セット行ってもよい．大筋群を動かすための8～10種類の異なる運動を選ぶ	関節ごとに60秒の静止(10～30秒はストレッチ)
種類	ウォーキング，サイクリング，水泳などのような持続的なリズミカルな有酸素運動	マシーン，フリーウェイト，バンドを使用する	静的筋運動

RPE：rating of perceived exertion(自覚的運動強度)，1RM：1 repetition maximum(最大1回反復重量)
〔山懸邦弘，ほか：(イ)CKD患者の運動療法(腎移植患者を含む)．日本腎臓リハビリテーション学会(編)：腎臓リハビリテーションガイドライン．p.35，南江堂，2018〕

●レジスタンストレーニング：中等度レベル40〜60%

1 RM(1 repetition maximum)とは，筋力にて1回のみ挙上可能な最大重量のことである．筋力を増強するためには1 RMの40〜60%の負荷を筋力にかける必要がある．Valsalva効果による血圧上昇を避けるために，運動中に呼吸を止めないことも重要である[13]．

看護介入のポイント

- 運動療法開始には，原疾患・腎機能・蛋白尿・血圧・血糖値などの合併症のコントロールの状況を評価するなどメディカルチェックを行う必要があるため，多職種により介入する．
- 運動療法開始後は，微量アルブミン尿・蛋白尿・腎機能・血圧・血糖値，腎機能低下による症状などのモニタリングが必要である．
- 運動時に注意する症状には，水分貯留による高血圧，心不全，高K血症による不整脈がある．これらの徴候がないか確認するとともに患者への症状の説明を行い，症状があるときには運動療法を中止し，医療者へ相談することを説明する．
- 身体活動量の低下は，QOLを低下させ日常生活行動の制限となるため，1日の身体活動量が低下しないように働きかける[14]．
- 糖尿病が原疾患で合併症が併存する場合には，運動療法を制限することも必要であるため，重症度を確認する．足病変の発症，悪化の観察も行う．

患者への支援例

- 日々の血圧，体重，血糖値，腎機能低下による症状を確認し，要因を探索する．
- 水分貯留による高血圧，心不全，高K血症による不整脈を確認する．
- 運動療法を実施している場合には，運動時間，内容の確認をする．運動療法を実施していない場合にも1日の日常生活の状態など身体活動量を確認する．
- 腎不全悪化症状の有無を確認(浮腫，倦怠感，食思不振，胸部不快感など)し，症状悪化時には，早急に主治医へ連絡し，適切な治療管理を受けられるよう促す．

（平野道枝）

精神状況

慢性病をもつと，身体の変化だけでなく日常生活にも変化をもたらし，心のありようも影響を受ける．保存期CKDにおけるうつ病の有病率は21.4〜26.5%と報告されており[15]，日本人の有病率3〜7%[16]と比較すると高くなっている．心理状態はセルフマネジメントに影響を与えることから，丁寧なアセスメントが必要である．

病との向き合い方

CKD患者が感情をコントロールし，療養法との折り合いをつけながら日常生活を送ることを目指す[17].

アセスメント項目

患者がCKDをどのようにとらえているのか，生活にどのような影響をもたらしているのかなど，患者のライフヒストリーを聴いていく．ライフヒストリーの理解は患者の全人的な理解にもつながる．

抑うつ症状を評価する尺度には「Patient Health Questionnaire(PHQ-9)日本語版」がある[18].　このスクリーニング結果とともに，患者の日常生活のなかでのちょっとした変化を見逃さず，また家族など周囲の人々からの情報も得る．

評価方法

病に対する思いや受け止め状況は，日々変化するものである．社会生活における役割の変化がなかったか，周囲の人々との関係性が変化していないかなど，患者の生活の視点から心理状況を評価する．また身体状況の変化による影響がないか，検査データなどからも評価する．

看護介入のポイント

慢性疾患は治癒が困難で不確かな経過をたどるため，疾患への向き合い方は揺れ動くものである．病気であることを否定しているときは傾聴し，現実に目を向け始めたら患者の関心に沿った教育的支援の提供というように，患者の向き合い状況に応じた支援を行う．

患者への支援例

- 病気である自分を否定しているときには積極的に傾聴し，否定や批判をせずに患者理解を深め，情緒的なサポートを行う．

（中村雅美）

社会的背景(支援者，サポート状況)

CKDの治療の目標は，進行を抑制，合併症を予防し，可能な限り高いQOLを達成することにある．そのためには，セルフケア能力を維持向上させ，疾患を効果的に管理することが必要である．CKDは治癒が望めることは少なく，その治療は生涯継続して行われることが多い．そのために家族を含めた社会的支援が重要となる．

家族による支援

CKD 患者の療養生活を身近に支える家族の存在は大きく，患者と家族が療養を継続できるように看護師は支援することが必要である．保存期 CKD 患者の家族による食事療法の支援の報告では，その協力体制は段階的に形成されるとしている．第1段階【家族(患者)が腎臓病と生きることと向き合う】，第2段階【食事療法の協力者として動機付けられる】，第3段階【協力者という役割を獲得し始める】，第4段階【協力者としての役割を継続する】という過程を経るとしている[19]．

しかし，家族による支援が可能であるのか身体的，精神的に評価する必要がある．家族は，患者に対する感情に負担がかかるため，これらを考慮しなければならない．家族が療養支援不可能な場合や負担が増加する場合には，社会資源の活用の導入も検討する．また，独居の患者には家族に代わる親しい人の協力がどの程度得られるかなどの評価も必要である．

ピアサポートによる支援

CKD 患者が活用できる社会資源としてピアサポートが挙げられる．同様の疾患を患っている患者同士が集う，患者会という形態などで提供されている．ピアサポートが CKD 患者にどのような影響があるか明確なエビデンスはないが，同様な状況におかれている人々の視点を得て，医療者にするより気軽に患者同士で質問したり，心配ごとを話したりすることができる．そのほかサポートグループには，通院している施設や全国的な患者会の地方支部などがある．

知識の増加

CKD についての知識のある患者は，疾患を管理することに優れており，合併症を予防するための準備ができていることが多い．新聞などの健康コラム，図書館での情報，インターネットを利用して情報を獲得することができる[20]．ただし，インターネットなどの情報を患者が利用する際には，医療者の確認が必要である．

看護介入のポイントと患者への支援

- 患者，家族の身体的，精神的，社会的な評価を行い，療養支援が可能か評価する．
- 療養支援の介入をアセスメントし，社会資源の導入を検討する．
- 家族への配慮，気遣いをきめ細やかに行い，家族の負担や感情を評価する．
- 患者に適したピアサポートを紹介する．
- CKD の知識を得るためのツール(インターネット，新聞などのメディアなど)を紹介する[20]．

(平野道枝)

文献

1）日本腎臓学会（編）：エビデンスに基づく CKD 診療ガイドライン 2018．東京医学社，2018.

2）井上智恵，ほか：保存期腎不全患者の生活の本質的な意味．日本慢性看護学会誌，3(1)：1-8, 2009.

3）安酸史子，ほか（編）：ナーシング・グラフィカ　成人看護学(3)セルフマネジメント　第3版．メディカ出版，2015.

4）日本高血圧学会（編）：家庭血圧測定の指針 第2版．ライフサイエンス出版，2011.

5）日本高血圧学会高血圧治療ガイドライン作成委員会（編）：高血圧治療ガイドライン 2019．ライフサイエンス出版，2019.

6）日本腎臓学会（監），腎疾患重症化予防実践事業生活・食事指導マニュアル改訂委員会（編）：医師・コメディカルのための慢性腎臓病生活・食事指導マニュアル―栄養指導実践編．2015.

7）日本肥満学会（編）：肥満症診療ガイドライン 2016．ライフサイエンス出版，2016.

8）岡田浩一，ほか：第3章　栄養，第9章　肥満・メタボリックシンドローム．日本腎臓学会（編）：エビデンスに基づく CKD 診療ガイドライン 2018. pp.13-18, pp.51-52, 東京医学社，2018.

9）日本腎臓学会（編）：慢性腎臓病に対する食事療法基準 2014 年版．日本腎臓学会誌，56(5)：564, 2014.

10）山縣邦弘，ほか：第2章 CKD の治療 3．食事療法．日本腎臓学会（監），腎疾患重症化予防実践事業生活・食事指導マニュアル改訂委員会（編）：医師・コメディカルのための慢性腎臓病生活・食事指導マニュアル．pp.44-54, 東京医学社，2015.

11）Lorig K, et al.：Living a Healthy Life with Chronic Conditions. Bull Publishing Company, 2006. /近藤房恵（訳）：病気とともに生きる．日本看護協会出版会，2008.

12）岡田浩一，ほか：第9章　肥満・メタボリックシンドローム．日本腎臓学会（編）：エビデンスに基づく CKD 診療ガイドライン 2018, pp.53-54, 東京医学社，2018.

13）山縣邦弘，ほか：(イ)CKD 患者の運動療法(腎移植患者を含む)．日本腎臓リハビリテーション学会（編）：腎臓リハビリテーションガイドライン．p.33-36, 南江堂，2018.

14）山縣邦弘，ほか：第2章 CKD の治療 4．運動療法．日本腎臓学会（監），腎疾患重症化予防実践事業生活・食事指導マニュアル改訂委員会（編）：医師・コメディカルのための慢性腎臓病生活・食事指導マニュアル．pp.57-61, 東京医学社，2015.

15）Palmer S, et al.：Prevalence of depression in chronic kidney disease：systematic review and meta-analysis of observational studies. Kidney Int, 84(1)：179-191, 2013.

16）厚生労働省：知ることからはじめよう みんなのメンタルヘルス．https://www.mhlw.go.jp/kokoro/speciality/detail_depressive.html(2021 年 4 月 16 日アクセス)

17）Lorig K. et al.：Self-management education：history, definition, outcomes, and mechanisms. Ann Behav Med, 26(1)：1-7, 2003.

18）鈴木吏良：加齢に伴う変化とそのアセスメント―心理・精神機能の変化とアセスメント．透析ケア，25(10)：918-922, 2019.

19）小川華歩，ほか：保存期慢性腎不全患者の家族における食事療法の協力体制形成過程．広島大学保健学ジャーナル，13(1-2)：13-21, 2016.

20）Eliopoulos C：Chapter 34 Living Harmony With Chronic Conditions. Gerontological Nursing. pp.456-466, Wolters Kluwer Lippincott Williams & Wilkins, 2014.

第 **2** 章

各　論

セルフモニタリング
（生活習慣・自己管理）

解説

　慢性腎臓病(CKD)は，ステージが早期の場合は自覚症状として現れる身体所見が乏しく，患者それぞれが自己の腎機能の変化や疾患の進展を意識することが難しい．しかしながら，推算糸球体濾過量(eGFR)45 mL/分/1.73 m^2 未満では，末期腎不全(ESKD)への進展や，心血管イベント発症リスクの増加などさまざまな負の転帰につながる可能性が高くなる．日常的に高血圧が持続することで，徐々に腎機能低下も進行していくことから，日々の血圧モニタリングの必要性の高まりや，塩分を過剰に摂取しない適塩を心がける食習慣も重要になるなど，生活習慣の改善や多角的な管理が必要になってくる．

　わが国のエビデンスに基づく CKD 診療ガイドライン 2013，2018 においても生活習慣の章が設けられ，「CKD 進行や CVD 発症および死亡リスクを抑制するために CKD 患者に禁煙は推奨される」[1)]，「短時間睡眠や睡眠障害は蛋白尿発症と GFR 低下に関連する可能性がある」[2)]，「CKD 患者におけるワクチン接種(肺炎球菌ワクチン・インフルエンザワクチン)後の抗体価の上昇が認められており，接種するよう提案する」[1)] とあり，日常生活習慣の改善から予防行動まで多岐にわたる推奨がなされている．血圧管理については，KDIGO(Kidney Disease Improving Global Outcomes)guideline の Management of Blood pressure in CKD 2012 において体格指数(BMI)20〜25 に維持するような適切な体重管理や，5 g/日以下の塩分摂取量，1 日 30 分×5 回/週の運動，過剰なアルコール摂取の是正などが推奨されている．

　国内外で日常生活管理・変容における介入研究がなされており，本邦では食習慣の改善と身体活動量増加の介入により尿中アルブミン/クレアチニン(Cr)比の有意な改善が認められている[3)]．海外においては，ナースプラクティショナーが主導した生活改善(身体活動・栄養相談・体重管理・禁煙指導)により，ESKD への進展や Cr の倍加を有意に抑制し，eGFR の低下速度も有意に緩徐にすることが明らかになっている[4)]．さらに，禁煙・適正体重の維持・定期的な運動習慣・健康的な食習慣を維持することによって，全死亡率を 68% 減少させる[5)] ことも明らかになっている．

　以上のことから，CKD 患者における日常生活管理や自己管理の遂行は，CKD の進展予防のみならず，心血管合併症ならびに死亡率へも影響を及ぼしうるた

め，医療者もより重点的に推奨し，その後の変化について評価していくことが求められる．

　本項では，血圧モニタリング・自己管理指導・教育的介入がCKD進展予防や，腎代替療法意思決定に影響を及ぼすかというクリニカルクエスチョン(CQ)について検討していく．

(小坂志保)

文献
1) 日本腎臓学会(編)：エビデンスに基づくCKD診療ガイドライン2018．東京医学社，2018．
2) 日本腎臓学会(編)：エビデンスに基づくCKD診療ガイドライン2013．東京医学社，2013．
3) Yamamoto-Kabasawa K, et al.：Benefits of a 12-week lifestyle modification program including diet and combined aerobic and resistance exercise on albuminuria in diabetic and non-diabetic Japanese populations. Clin Exp Nephrol, 19(6)：1079-1089, 2015.
4) Peeters MJ, et al.：Nurse practitioner care improves renal outcome in patients with CKD. J Am Soc Nephrol, 25(2)：390-398, 2014.
5) Ricardo AC, et al.：Healthy lifestyle and risk of kidney disease progression, atherosclerotic events, and death in CKD：findings from the Chronic Renal Insufficiency Cohort(CRIC) Study. Am J Kidney Dis, 65(3)：412-424, 2015.

セルフモニタリング(生活習慣・自己管理)

CQ① CKD 患者の血圧の自己測定は腎機能に影響するか

推奨文 血圧の自己測定の推進のみでは,直接的に腎機能への影響は認められないが,血圧測定値の低下などへの効果が認められるため,複合的にとらえて有用であると考えられる.

臨床への示唆

　CKD 患者の自己管理行動において,血圧自己測定は大変重要であり,診察室血圧値のみならず,家庭血圧測定値の目標値も定められています.日々の家庭血圧自己測定の有用性を患者に伝え,各々が取り組むことにより血圧値の低下が認められることが明らかになっています.そのため,日々の臨床においても積極的に血圧自己測定をすすめ,それに合わせて自覚症状の変化の確認や,診察時の採血データから腎機能の変化などを確認し,自己管理ノートなどにつけながらセルフモニタリングを推奨していくことが求められます.それによって,患者への意識付けができ行動の習慣化へと結びつき,ひいては自己管理能力の向上に寄与すると考えられます.今回のレビューでは,血圧自己測定が直接的に腎機能の改善に寄与するというアウトカムには結びつきませんでしたが,血圧測定値の低下などがみられるため,縦断的にとらえると腎機能低下抑制につながる可能性も考えられます.一時点での評価のみで一喜一憂せず,中長期的な視点で総合的なアセスメントを行っていきましょう.

　また,看護師はモニタリングされた各測定値について興味をもって確認し,患者に具体的なフィードバック(ポジティブ・ネガティブ含む)をしていくことにより,双方向性のある管理がなされ,長期的な自己管理継続につながり,その結果腎機能の維持・改善に資する可能性があることが示唆されます.「指導」というと,一方通行な感覚を覚えますが,われわれ医療者は慢性疾患をもつ患者が,いかに長期的に穏やかに過ごせるかをサポートするパートナーですので,その自覚をもちながらルーティン化せずに新鮮な目でかかわり,支えていけるように自分自身も気持ちも保っていきましょう.

●キーワード

chronic kidney disease, renal function, self-monitoring, blood pressure control, self-management

慢性腎臓病,腎機能,自己測定,血圧コントロール,自己管理

レビュー結果(表2-1)

「CKD患者の血圧の自己測定は腎機能に影響するか」というCQに対して検索を行った.

PubMedより8件,CINAHLより12件(重複あり),医中誌にて2件の論文を抽出しタイトルレビュー・アブストラクトレビューを行い4件[1-4]が選択され,そこにHandSearchにて追加した1件[5]を追加し計5件の論文を抽出した.

【介入方法】

介入方法は,血圧自己測定,塩分制限指導,料理本の提供や,塩分排泄量・食事摂取量の測定指導[1],降圧薬の自己調整アルゴリズムに基づいた血圧の自己測定と内服自己調整[2],2回にわたる教育セッションによる血圧モニタリング方法の指導,目標設定,塩分摂取量のチェック方法や情報提供ツールの配布[5],スマートフォンアプリケーションを使用した血圧・内服・症状アセスメント・採血データのリアルタイムモニタリング[3],EASEプログラムを使用した自己目標設定と電話や面接での支援[4]などが挙げられた.

【介入によるアウトカム】

介入のアウトカムは,以下が挙げられた.

• **腎機能**:2つの研究で検討されていた[1,3].両研究とも介入開始6か月間の変化を検討しているが,腎機能については介入前後で差がみられなかった
• **血圧測定値の変化**:すべての研究で検討がされていた.Meulemanら[1]の研究では,短期効果(調査開始3か月)として家庭血圧・診察室血圧ともに拡張期血圧の低下,中期効果(調査開始6か月)として収縮期・拡張期ともに診察室血圧の有意な低下がみられた.

McManusら[2]の研究では降圧薬の自己調整アルゴリズムに基づいた内服調整と,血圧自己測定を12か月実施することで,収縮期・拡張期ともに有意に血圧が低下することが明らかになった.Kauric-Klein[5]の研究では血液透析(HD)患者を対象に教育的看護介入をすることによって血圧測定値が収縮期・拡張期ともに有意に低下した.

Ongら[3]の研究では6か月間のフォローアップで,診察室血圧には有意差がみられなかったものの,家庭血圧では収縮期・拡張期ともに有意に低下した.しかし,上星ら[4]の研究では自己管理行動変容を目的とした12週間の介入後も血圧値に有意な変化はみられなかった.

その他の指標においては,Meulemanら[1]の研究では塩分排泄量の低下,蛋白質排泄量,セルフエフィカシーの改善,上星ら[4]の研究ではself-management行動得点が有意に改善した.

以上の結果から,CKD患者の血圧自己測定のみの介入により,腎機能が改善することに対する直接的な結果は得られてはいないが,腎疾患管理に大きな影響を及ぼす血圧測定値の低下を考えると,今後縦断的に検討することによって腎機能へも効果的である可能性は示唆される.

表 2-1　文献レビュー一覧

番号/著者/年	参加者	アウトカム	介入	結果
1) Meuleman Y, et al. 2017	ドイツ語の話せる, 18 歳以上の治療に興味をもっている, eGFR 20 mL/分/1.73 m² 以上, 蛋白質排泄量 0.2〜0.3 g/24 h, 過去 2 回の塩分排泄量 120 mmol/24 h 以上, 血圧 135/85 mmHg 以上もしくは降圧薬を使用している患者	介入 3 か月後と半年後の 主要アウトカム：塩分排泄量, 血圧 副次的アウトカム：蛋白排泄量, 腎機能, 降圧薬量, セルフエフィカシー, HRQOL	通常群と比較して, 介入群は以下を実施 【介入群】 ・血圧の自己測定 ・塩分制限の方法(利益とバリア, 個人の目標設定, 本質的なセルフエフィカシーとモチベーション) ・料理本の提供 ・血圧自己測定の指導 ・塩分排泄量の測定方法 ・日々の食事摂取量の測定方法の教授	・151 名が参加 【3 か月後の結果】 ・塩分排泄量の低下 ・日中の拡張期血圧の低下(自宅・診察室) ・セルフエフィカシーの改善 【6 か月後の結果】 ・塩分排泄量・拡張期血圧には有意差なし ・診察室血圧は収縮期・拡張期ともに有意に低下 ・蛋白質排泄量・セルフエフィカシーも有意に改善 ・腎機能, 内服薬, HRQOL への有意差なし
2) McManus RJ, et al. 2014	脳梗塞, 心血管疾患(CVD), 糖尿病, CKD のいずれかを既往にもつ 35 歳以上のベースラインの血圧が最低 130/80 mmHg の患者	アウトカム：介入後 12 か月の収縮期・拡張期血圧の差異	通常群と比較して, 介入群は以下を実施 【介入群】 降圧薬の自己調整アルゴリズムに基づいた血圧の自己測定	・450 名の患者が参加 ・12 か月後の結果, 介入群では血圧が収縮期・拡張期ともに有意に低下
3) Ong SW, et al. 2016	18 歳以上, CKD ステージ 4〜5, 英語が理解でき, 研究に参加を希望する者	アウトカム：6 か月間の介入でベースラインと 6 か月後の血圧, 内服管理, 症状モニタリング, 腎機能	通常群と比較して, 介入群は以下を実施 【介入群】 ・スマートフォンのアプリケーション(血圧測定, 内服管理, 症状アセスメント, 腎機能結果)を実施 ・血圧測定：家庭血圧測定器との同期によりリアルタイムの測定・収集を実施 ・内服管理：薬局システムから内服リストを提供し, 毎月新しい薬剤の使用, 投与量の変更, 副作用の有無についてチェック ・症状アセスメント：倦怠感・吐き気・食欲減退・呼吸苦・足の浮腫についてチェック ・採血データはリアルタイムで自動的にスマートフォンにアップロード	・45 名が参加しそのうち 36 名が 6 か月間のフォローアップを完 ・診察室血圧は前後で有意差ないが, 家庭血圧は収縮期−3.4 mmHg, 拡張期−2.1 mmHg 有意に低下 ・内服は, 内服の不一致がベースライン 80% が 72% に減少し, 薬物評価は 61% が変化なし ・症状アセスメントは, 47 のアラートに対して医療チームが電話介入し, 29 件の症状に対して介入実施 ・腎機能は変化なし
4) 上星浩子, ほか 2012	顕性蛋白尿を有し CKD と診断されている 20 歳以上で, 6 か月以上の外来継続をしており, 認知能力に問題がない者	アウトカム：4 週間後との平均血圧値, 血圧測定実施率, self-management 行動, 自己効力感	通常群と比較して, 介入群は以下を実施 【介入群】 EASE プログラムを 12 週間実施	・平均血圧：有意差なし, 経時的変化あり ・self-management 行動得点：有意に上昇, 群間差なし ・自己効力感においても群間差なし

(つづく)

表 2-1　文献レビュー一覧(つづき)

番号/著者/年	参加者	アウトカム	介入	結果
5) Kauric-Klein Z 2012	18歳以上,透析時血圧が150/90mmHg以上,英語が理解できる,透析歴半年以上	90日間の介入でベースライン・12週後・16週後で比較 アウトカム:血圧の変化,血圧管理状況,血圧管理に対するセルフエフィカシー,飲水量,塩分摂取量,内服アドヒアランス,透析アドヒアランスを測定	通常群と比較して,介入群は以下を実施 【介入群】 ・2回の血圧の教育セッション,12週間の血圧モニタリング・目標設定・その強化,介入30日後のフォローアップ ・教育セッション:1回目→ガイドラインに基づいて血圧の病態生理学,リスク,自己管理介入,血圧改善のゴール,行動変容と血圧の関係 2回目→家庭血圧・飲水量のモニタリング,塩分摂取量のチェックリスト,塩分と水分制限に関するパンフレット,血圧測定のデモンストレーション ・介入期間中調査者は介入グループを訪問し,感情的サポートや応援	・118名が参加 ・血圧の知識,セルフエフィカシー,うつ状態には有意差なし ・自己管理:血圧記録達成者42%,塩分11%,水分12% ・透析時の体重増加量は有意差なし ・塩分摂取量は介入群で減少したが有意差なし ・降圧薬のアドヒアランスも有意差なし ・血圧測定値は,収縮期・拡張期ともに介入群で有意に低下

　腎疾患管理は単一の介入のみでは必要な療養管理には困難がある.さまざまな介入を同時に行うことによって,複合的なアウトカムの変化が得られる可能性がある.フォローアップ期間が短期間であると腎機能まで影響することが評価できない可能性もあるため,今後は直接的な関係性を見出す研究や,フォローアップ期間を長期化した研究が望まれる.

（レビュー・臨床への示唆：小坂志保）

文献

1）Meuleman Y, et al.：Sodium restriction in patients with CKD：a randomized controll trial of self-management support. Am J Kidney Dis, 69(5)：576-586, 2017.

2）McManus RJ, et al.：Effect of self-monitoring and medication self-titration on systolic blood pressure in hypertensive patients at high risk of cardiovascular disease：the TASMIN-SR randomized clinical trial. JAMA, 312(8)：799-808, 2014.

3）Ong SW, et al.：Integrating a smartphone-based self-management system into usual care of advanced CKD. Clin J Am Soc Nephrol, 11(6)：1054-1062, 2016.

4）上星浩子,ほか：慢性腎臓病教育における EASE プログラムの効果—ランダム化比較試験によるセルフマネジメントの検討.日本看護科学会誌, 32(1)：21-29, 2012.

5）Kauric-Klein Z：Improving blood pressure control in end stage renal disease through a supportive educative nursing intervention. Nephrol Nurs J, 39(3)：217-228, 2012.

セルフモニタリング（生活習慣・自己管理）

CQ② 腎疾患自己管理指導は予後に効果があるか

推奨文 腎疾患患者への自己管理指導は限定的ではあるが，eGFRの低下，尿蛋白排泄量の低下，心血管合併症の低下，知識の向上，自己管理行動の改善などがみられるため有効であると考える．

臨床への示唆

　腎予後は推奨文ならびにレビュー結果にもあるように，腎機能低下のみならず腎疾患に関連する合併症やそれに関連する生体指標，腎代替療法（RRT）の選択・開始など包括的・複合的なものになります．腎疾患患者に対する最初のアプローチとしては，薬物治療ではなく日常生活の改善が主となってきます．そのため，腎疾患療養管理においては自己管理が遂行できるかどうかはとても重要な要因になってきます．しかしながら，腎疾患患者は，自身の腎機能低下が起こっていたとしても，その自覚症状をとらえにくく，自己管理行動を推奨しても，短期的にはそれが目に見えて身体症状に効果を示さない場合も多くあります．そのため，看護師のみならず多職種からの自己管理行動支援によって，長期的に腎機能への効果や，合併症の発症予防という効果もみられているため，医療者も長い目で自己管理行動の支援を行っていく必要があると考えます．本レビューで挙げられた自己管理行動支援方法としては，知識や自己管理方法についての情報提供，腎臓病教室・面接やグループディスカッションなどの対面的アプローチ，電話などを介した長期的なフォローアップなどがありました．ご自身の施設でどの方法が最も日常診療や病院の機能的に適しているかをご検討いただき，導入していただければさまざまな効果が表在化してくると思います．

　そして，それらの介入を行ったのみで満足するのではなく，中・長期的に自己管理行動がどの程度患者たちの日常生活に組み込まれているか，またそれによるストレスや生活への負荷がかかっていないかなどもアセスメントしながら，腎機能・血圧・合併症のモニタリングを行っていくことが求められます．患者の日常生活管理が包括的な腎予後に結びついているのだという自己効力感に働きかける支援が行われることが望ましいと考えます．

●キーワード

chronic kidney disease, self-management, renal function, complications, patient education

慢性腎臓病，自己管理，腎機能，合併症，患者教育

レビュー結果(表2-2)

「腎疾患自己管理指導は予後に効果があるか」という CQ に対して検索を行った．PubMed より 54 件(重複あり)，CINAHL より 2 件，医中誌にて 8 件の論文を抽出しタイトルレビュー・アブストラクトレビュー後に HandSearch にて追加し計 9 件の論文を抽出した．

【介入方法】

自己管理指導の介入方法は，看護師による健康情報の提供，患者教育，電話ベースのサポート[1]，専門看護師による指導(糖尿病とその合併症，血圧管理，生活習慣の改善などに関する情報)，小冊子の配布，2 週間ごとの血圧の評価[2]，疾患関連の知識，スキルトレーニング，セルフケアエージェンシーの強化，グループディスカッション，個々の目標の設定とフォローアップを伴う動機付けアプローチ[3]，e ラーニングコンテンツの提供とグループディスカッション[4]，教育，動機付け面接，コーチング，血圧およびナトリウムの自己監視[5]，自律的自己強化プログラムの行動計画の実施[6]，社会的認知理論と患者中心のケアの原則に基づいた介入(2 回の対面指導，月 1 回の電話指導)[7]，腎症の教室開催(年 2 回)と多職種(医師，看護師，栄養士，薬剤師，検査技師)による個別指導[8]，生活習慣に関する指導，自己管理を改善するための動機付けの面接とコーチング[9]などが挙げられた．

【介入によるアウトカム】

介入のアウトカムは，以下が挙げられた．

• **腎機能**：9 件の文献で腎機能が以下の視点から検討されていた．eGFR 値は Chen ら[1]，Walker ら[2] の研究では，介入 12 か月後の評価において介入群で eGFR 絶対値が有意に高い状態が維持された．Barahimi ら[4] は 6 か月間の e ラーニングの後，ベースラインと比較して eGFR の有意な改善がみられたと報告している．Peeters ら[9] の介入開始 2 年後の中間評価では，eGFR の低下率は介入群で有意に低かった．さらに，Chen ら[1] の研究では eGFR の 50%以上の低下がみられた患者数の群間比較では介入群で有意に少なかった．尿検査は，Walker ら[2] の研究では介入 12 か月後の蛋白尿が，Pagels ら[3] の研究では介入 4 か月後のアルブミン尿が，有意に減少した．

• **腎機能以外のアウトカム**：Meuleman ら[5] は介入 3 か月目，6 か月目のいずれも，Joboshi ら[6] は 12 週間の介入後，対照群との腎機能の有意差を確認できず，人見ら[8] の栄養士による食事療法の改善を中心とした介入では，血清 Cr 値，血清尿素窒素の有意な変化はみられなかった．しかし，Joboshi ら[6] は，血清カリウム(K)値が介入群で減少し，対照群で増加したことを報告している．Walker ら[2]，Pagels ら[3] では介入後の HbA1c や血清総コレステロール値を検討し，有意な減少があった．

一方，Peeters ら[9] の nurse practitioner による動機付け面接とコーチングによる介入では，死亡，透析または腎移植の開始，eGFR の変化，血清 Cr の 50%増

表 2-2　文献レビュー一覧

番号/著者/年	参加者	アウトカム	介入	結果
1) Chen SH, et al. 2011	CKD（ステージ3〜5）患者54人（介入群27人，対照群27人）	主要エンドポイント：絶対eGFRの変化と入院イベントの数 二次エンドポイント：最大50%のeGFR減少，RRTの開始，全死因死亡または複合的な二次エンドポイント	通常群と比較して，介入群は以下を実施 【介入群】 通常のケアに加えて看護師による健康情報の提供，患者教育，電話ベースのサポート，およびサポートグループの支援を12か月実施	12か月後の結果 ・eGFRは，介入群で有意に高く，入院イベントは，介入群で少数例 ・eGFRの低下が>50%（P<0.05）だった患者は，介入群1人（3.7%），対照群9人（33.3%） ・RRTの開始と全死因死亡率の生存分析では，2つのグループ間に有意差なし
2) Walker RC, et al. 2014	18歳以上，2型糖尿病の診断，高血圧，およびアルブミンとCrの比率（ACR）が3回測定して30 mg/mmolを超える患者52人	介入12か月後の主要アウトカム：蛋白尿（ACR）， 副次的アウトカム：eGFRと5年間の絶対心血管イベント（CV）リスク 血圧，血清総コレステロール，HbA1c，BMI，喫煙率，自己管理行動，投薬処方	通常群と比較して，介入群は以下を実施 【介入群】 月3回の受診に加えて，専門看護師によるセッションを実施（糖尿病とその合併症，血圧管理，生活習慣の改善，服薬遵守，禁煙，減塩食のアドバイスに関する情報），小冊子の配布，2週間ごとの血圧の評価を実施	・52人の患者のうち，36人が12か月の追跡調査を完了 12か月後の結果 ・ACRの有意な改善がみられ，eGFRは有意に減少 ・5年間の絶対CVリスクは減少，血圧，血清総コレステロール，およびHbA1cはすべて有意に減少
3) Pagels AA, et al. 2015	糖尿病性腎疾患の患者58人	アウトカム：HbA1c，尿中アルブミン/Cr比，血圧，BMI，ウエスト，身体活動，およびプログラム参加者の経験談	通常群と比較して，介入群は以下を実施 【介入群】 1)疾患関連の知識についての教育 2)スキルトレーニング，セルフケアエージェンシーの強化 3)グループディスカッション，個々の健康目標の設定とフォローアップを伴う動機付けアプローチ	4か月フォローアップ時の結果 ・HbA1c，アルブミン尿，および身体活動に対するプラスの効果あり ・健康状態や治療法に関する知識の向上
4) Barahimi H, et al. 2017	GFR 60 mL/分/1.73 m² 未満のCKD患者で，糖尿病，教育レベル9年生以上，インターネットへの直接アクセスできる，または近親者にコンピューターリテラシーがある者 介入群39人，対照群92人	アウトカム：介入6か月後のGFR，HbA1c，脂質（HDLコレステロール），血圧	通常群と比較して，介入群は以下を実施 【介入群】 コンピューターベースのシステムを使用して教育コンテンツを提供，使用方法を説明するグループディスカッションを6か月実施	6か月後の結果 ・GFRがベースラインと比較して改善（−2.3±8.5 mL/分/1.73 m²）したが，HbA1cと脂質のデータは有意差なし
5) Meuleman Y, et al. 2017	オランダの4つの病院で腎機能が中程度に低下した患者 介入群67人，対照群71人	主要アウトカム：3か月の介入後および介入終了6か月後のナトリウム排泄および血圧 副次的アウトカム：蛋白質排泄，腎機能，降圧薬，自己効力感，および健康関連QOL（HRQOL）	通常群と比較して，介入群は以下を実施 【介入群】 教育，動機付け面接，コーチング，血圧およびナトリウムの自己監視を含む介入を3か月実施	3か月後の結果 ・介入群で，ナトリウム排泄量，歩行時血圧が有意に低下，自己効力感が有意に増加 6か月後の結果 ・介入群で，安静時血圧が有意に改善 ・3か月・6か月の両時点で，腎機能，投薬，およびHRQOLの有意差なし
6) Joboshi H, et al. 2017	参加施設（13の日本の診療所または総合病院）において外来診察を受けている，慢性腎不全（CRF）と診断され，まだ透析を受けていない者65人 介入（n=33）および対照（n=32）	アウトカム：12週間後の，認知された自己効力感，自己管理行動，および生理学的指標（血圧および腎機能パラメーター）	介入群：12週間にわたり，自律的自己強化プログラムの行動計画を推進 対照群：リーフレットを配布し，患者の質問に答えたりする標準的な看護師による教育	介入群33人がプログラムを完了 12週間後の結果 ・自己効力感（U=318.5，p=0.035，効果サイズr=0.27）および自己管理行動（U=310.0，p=0.026，効果サイズr=0.29）が大幅に改善したが血圧や腎機能に有意差なし ・血清K値は介入群で減少し，対照群で増加（t(58)=1.047，p=0.299，効果サイズd=1.49）

（つづく）

表 2-2　文献レビュー一覧（つづき）

番号/著者/年	参加者	アウトカム	介入	結果
7) Havas K, et al. 2018	CKD（eGFR が 25 mL 以上 60 mL 未満/分/1.73 m²）患者，18 歳以上で英語を理解する能力がある者	主要アウトカム：12 週間の介入後の自己効力感と自己管理行動 副次的アウトカム：血圧，疾患固有の知識，身体活動，果物と野菜の消費，アルコール消費，HRQOL，心理的苦痛，および医療提供者とのコミュニケーション	通常群と比較して，介入群は以下を実施 【介入群】 社会的認知理論と人中心のケアの原則に基づいた 12 週間の介入 1 週目と 12 週目の対面指導，月 1 回の電話指導（目標設定や結果の評価など）	78 人中 66 人が 12 週間の介入を完了 12 週間後の結果 ・自己効力感，自己管理行動の尺度得点が有意に向上 ・血圧，疾患固有の知識，身体活動，うつ症状でも有意に改善
8) 人見麻美子，ほか 2013	外来通院をしている DN 3〜4 期で血清 Cr 1.5〜5.0 mg/dL の患者 45 名	アウトカム：推定摂取食塩，食事記録，BMI，血清 Cr，血清尿素窒素，HbA1c（NGSP 値）	通常群と比較して，介入群は以下を実施 【介入群】 腎症の教室開催（年 2 回）と多職種（医師，看護師，栄養士，薬剤師，検査技師）による個別指導の 12 か月間の介入 腎臓病教室開始前，3 か月後，6 か月後，12 か月後に評価	33 名が 12 か月のフォローアップを完了 ・摂取エネルギー量は，教室 1 か月前 26.0±2.0 kcal/kg/日，教室 3 か月後 29.0±5.8，6 か月後 28.7±3.7，12 か月後 30.6±6.0 で教室参加前に比較し 1 年後で有意に改善（p＝0.0297） ・BMI，HbA1c，血清 Cr 値と血清尿素窒素は，各時点で有意差なし
9) Peeters MJ, et al. 2014	中等度から重度の CKD（GFR 20〜70 mL/分/1.73 m²）を有する者で悪性腫瘍がなく，治療薬の治験に参加していない者 788 人 395 人が介入群に，393 人が対照群に無作為化	介入開始後 1 年ごとに追跡調査 アウトカム：死亡，慢性透析または腎移植の開始，eGFR の変化，血清クレアチニンの 50％増加の複合腎エンドポイントを使用	通常群と比較して，介入群は以下を実施 【介入群】 通常のケアに加えて必要と考えられる頻度で看護師によるサポート 介入内容は，生活習慣に関する指導，自己管理を改善するための動機付けの面接とコーチング 追跡期間の中央値は 5.7 年間	介入開始 2 年後 ・腎の複合転帰の発生率が低下（HR，0.80；95% 信頼区間〔95%CI〕，0.66〜0.98，P＝0.03） ・eGFR の低下率は，介入群で有意に低下（P＝0.01） 介入終了 1 年後 ・介入群の平均血圧は，収縮期 4 mmHg と拡張期 2 mmHg で，2 年後に収縮期 5 mmHg と拡張期 3 mmHg 減少

加の 4 つの腎複合転帰の発生率が低下〔ハザード比（HR）0.8〕したことを確認しているが，Chen ら[1] は，介入群で入院イベント数が少なかったが，RRT の開始および生存分析では群間差が確認されなかった．循環機能では，専門看護師による対面指導を実施した Walker ら[2] の研究では 12 か月の介入後に心血管イベント（CV）リスクや血圧が検討され，双方とも有意に減少したことが確認されている．同じく Meuleman ら[5] も血圧が改善したことが確認されている．介入が終了したフォローアップ中に血圧値が検討された Peeters ら[9] の調査では，収縮期・拡張期とも血圧の低下が認められた．ただし，Joboshi ら[6] の 12 週間の介入後では血圧の有意な変化は認められなかった．

- **自己管理行動**：Joboshi ら[6] と Havas ら[7] による調査では，12 週間の介入後，自己管理行動の有意な向上がみられた．食習慣関連では，Meuleman ら[7] で介入開始 3 か月目の中間の評価においてナトリウム排泄量の有意な低下を確認しており，人見ら[8] は摂取エネルギーが患者教室参加前と比較して 12 か月後にかけて，徐々に改善したことを報告している．

以上の結果から，CKD 患者への自己管理指導の腎転帰改善への効果は複数の調査で確認されていた．ただし，各研究で結果にばらつきがあり，使用している

評価指標も種々であるため，その効果の確実性については課題が残る．特に，介入期間が短い研究で腎機能の変化が確認されないものが多かったため，今後，より長期的な介入や追跡期間を設けて検討することによって確実な腎機能への影響が示唆される可能性はある．また，文献数の少なさや，介入方法や研究の規模の違いにより研究ごとの質に違いが大きいことが結果の効果評価を弱めている可能性も指摘されており，標準化された評価方法を使用していくことや，同質性の高い介入方法による研究がより多く行われることが望まれる．

（レビュー：山本佳代子，臨床への示唆：小坂志保）

文献

1）Chen SH, et al.：The impact of self-management support on the progression of chronic kidney disease-a prospective randomized controlled trial. Nephrol Dial Transplant, 26(11)：3560-3566, 2011.

2）Walker RC, et al.：A prospective clinical trial of specialist renal nursing in the primary care setting to prevent progression of chronic kidney：a quality improvement report. BMC Fam Pract, 15, Article number：155, 2014.

3）Pagels AA, et al.：A multi-dimensional support programme for patients with diasetic kidney disease. J Ren Care, 41(3)：187-194, 2015.

4）Barahimi H, et al.：E-learning model in chronic kidney disease management：a controlled clinical trial. Iran J Kidney Dis, 11(4)：280-285, 2017

5）Meuleman Y, et al.：Sodium restriction in patients with CKD：a randomized controlled trial of self-management support. Am J Kidney Dis, 69(5)：576-586, 2017.

6）Joboshi H, et al.：Effectiveness of an educational intervention(the Encourage Autonomous Self-Enrichment Program)in patients with chronic kidney disease：a randomized controlled trial. Int J Nurs Stud, 67：51-58, 2017.

7）Havas K, et al.：Meeting patients where they are：improving outcomes in early chronic kidney disease with tailored self-management support(the CKD-SMS study). BMC Nephrol, 19(1)：279, 2018.

8）人見麻美子，ほか：腎症 3〜4 期糖尿病患者に対する腎症教室と個人指導の効果―管理栄養士の視点から食事療法の実行度を評価する．日本病態栄養学会誌，16(1)：85-92, 2013.

9）Peeters MJ, et al.：Nurse practitioner care improves renal outcome in patients with CKD. J Am Soc Nephrol, 25(2)：390-398, 2014.

セルフモニタリング(生活習慣・自己管理)

CQ③ 腎疾患自己管理指導は腎代替療法意思決定支援に効果があるか

推奨文　自己管理指導を行うことで，疾患や予後に関する知識や認識をもち，自律して行動するようになることが認められている．よって，自己管理指導において RRT に関する支援・情報提供を行うことで，患者・家族自らが RRT 選択の意思決定ができるようになると考えられ，これを推奨する．

臨床への示唆

　RRT を意思決定する段階としては，ESKD になってから時間的余裕のない状態で選択を迫るのではなく，長い CKD ライフの一部として RRT を早期からとらえ，将来もしかすると RRT の意思決定を迫られるかもしれないという心構えと，それを全力でサポートするという患者・医療者関係が適切に成り立っている必要があると思います．

　レビュー結果にもあるように，CKD ステージ 3 の早期から CKD の自己管理指導に加えて，少しずつ CKD に対する知識教授や，RRT の情報提供をしていったことで，自身の身体状況の理解や知識の増加に加え，生活との順応や，未知なる腎臓移植への恐怖も払拭することができ，自分のみならず家族も納得した意思決定につながるのだと考えます．現在の日本の医療体制では，外来 CKD 診療において平時から多職種がかかわることは容易ではないですが，自己管理指導外来や腎代替療法意思決定支援外来など，CKD に精通する腎臓病療養指導士や透析看護認定看護師，慢性疾患専門看護師，レシピエント移植コーディネーターなどの専門的職種が積極的にかかわり，そして RRT の"いろは"から，選択後の生活，社会支援までを包括して説明し，共同意思決定(SDM)を行っていくことが求められていくと思います．また，教育入院などの集中的に心身ともに自己に向き合う機会に，このような情報提供や実際のデモンストレーションをするのもとても重要だと考えます．

　これらによって，患者の知識は確実に増加し，患者・家族の選択肢は広がり，そして納得して RRT を受け入れることができると思います．それが，最終的には生活の質(QOL)の向上，RRT 選択後の自己管理行動の推進につながり，予後にも寄与していくと考えられます．

●キーワード

chronic kidney disease，renal replacement therapy，decision support，
self-management，modality selection
慢性腎臓病，腎代替療法，意思決定支援，自己管理，療法選択

レビュー結果(表2-3)

「腎疾患自己管理指導は腎代替療法意思決定支援に効果があるか」というCQに対して検索を行った．PubMedより58件，CINAHLより25件，医中誌より9件の論文を抽出し，タイトルレビュー・アブストラクトレビュー・本文レビューを行い4件[1-4]を選択した．

【介入方法】

介入方法は，対面式の自己管理プログラム[1]（① CKDの理解と自己管理，② RRTを必要とする疾患の進行を遅らせる食事管理，③ RRTの種類について），自己管理支援プログラム[2]（CKDステージ3患者：健康な腎機能と尿毒症，リスク因子，腎疾患進行に関連する合併症の臨床症状など，CKDステージ4患者：CKDに関連する合併症の管理，RRTの適応や血管・腹膜アクセスに関する議論など，CKDステージ5患者：RRTのタイムリーな開始，血管・腹膜アクセスのケア，透析関連合併症のモニタリングなどを12か月間実施），在宅教育[3]〔患者の自宅で2つのセッションを構成：初回訪問時（約1時間半）家族の構造や特定の社会システムの価値の認識のため，患者の家族ネットワークがソシオグラムを描写，2回目（約2時間）は，患者や招待者（患者が選んだ家族・友人など）に対しRRT・腎疾患などの情報を提供〕，家庭ベースのソーシャルネットワークグループ教育[4]（患者が選んだメンバーに対し，セッションを実施．セッション中に議論された内容は，腎臓の機能，腎臓病のタイプと原因，腎臓病の身体的・心理的・物質的な結果，RRTの説明と利点・欠点，生体腎移植の詳細を検討）などが挙げられた．

【介入によるアウトカム】

介入によるアウトカムは，以下が挙げられた．

• **知識**：すべての研究で知識について検討されていた．いずれの研究[1-4]においてもプログラムの実施によってCKDに関する知識の改善，向上がみられたと報告された．また，Ismailら[3]やMasseyら[4]は，教育によって患者やソーシャルサポートメンバーのRRTに関する知識増加を明らかにした．

• **コミュニケーション**：コミュニケーションの検討は2つの研究で検討されていた．Ismailら[3]は，多体系治療（multisystemic therapy：MST）の原則に基づくコミュニケーション技術によって患者の家族や友人へのコミュニケーションの頻度増加，Masseyら[4]は，心理社会的側面に焦点化したかかわりによって患者とソーシャルネットワークグループメンバー双方の治療法選択などに関するコミュニケーションの増加を明らかにした．

• **腎代替療法療法選択**：Ismailら[3]は，家族や友人が患者とRRTについて話し合うことによる自己効力感，腎臓を提供することに対する前向きな態度と腎臓を患者に提供する意思の有意な増加と，生体腎移植に対するリスク認識が低下したことを報告した．Masseyら[4]は，介入によってHDや生体腎移植に対する療法選択の態度が向上したことを明らかにした．また，RRTを開始した49人のうち

表2-3 文献レビュー一覧

番号/著者/年	参加者	アウトカム	介入	結果
1) Choi ES, et al. 2012	【包含基準】 ・CKDと診断された外来患者 ・RRTを開始していない者 ・20歳以上の者 ・研究プロセスを理解し，コミュニケーションがとれる者	・CKDの知識 ・セルフケア実践 ・腎機能(BUN/Cr, Na/K, Ca/P, Hb, GFR) ・人口統計学的特徴(性別，年齢，教育レベル，婚姻状況，仕事，家庭の月収など)	【介入群】 対面式の自己管理プログラム(小グループの対面教育と個別相談，病気の進行を遅らせるための自己管理能力構築のための強化教育と相談) ・対面教育は① CKDの理解と自己管理，② RRTを必要とする疾患の進行を遅らせる食事管理，③ RRTの種類 【対照群】 通常のケア(大きな教室での講義，ビデオまたはパンフレットの活用，医療提供者とのかかわりの機会が少ない)	・介入後，CKDに関する知識の時間的経過は有意に改善 ・介入群は，対面教育1週間後の知識レベルが事前テストのレベルより有意に高値 ・強化教育の4週間後の知識も，対面教育1週間後の知識より有意に高値 ・セルフケア実践スコアは，対照群と比較し介入群で大幅に改善 ・腎機能の改善なし
2) Chen SH, et al. 2011	【包含基準】 ・CKDステージ3 or 4 ・18～80歳 ・中国語を話す者 ・口頭でコミュニケーションが可能な者 【除外基準】 ・過去3か月に感染による入院のあった者 ・高血圧や血清アルブミンの管理が行われていない者	【主要なエンドポイント】 ・eGFRの変化と1年間のフォローアップ中の入院イベント数 【二次エンドポイント】 ・最大50%のeGFR減少 ・RRTを必要とするESKD ・死亡や合併症	【介入群】 自己管理支援プログラム(情報の提供，患者教育，セルフケアや治療計画の維持)を12か月間実施 ・ステージ3患者：健康な腎機能と尿毒症，リスク因子，腎疾患進行に関連する合併症の臨床症状について ・ステージ4患者：CKDに関連する合併症の管理，RRTの適応や血管・腹膜アクセスに関する議論 ・ステージ5患者：RRTのタイムリーな開始，血管・腹膜アクセスのケア，透析関連合併症のモニタリングなど 【対照群】 通常のケア(腎専門医による腎機能・臨床データの評価・CRFの臨床指標と管理や治療計画を患者に指示など)	・54人の後期CKD患者は，介入群27人，対照群27人 ・ほとんどのCKD患者は診断時にCKDについて知らなかった ・12か月の研修期間後，対照群の患者と比較し，介入群のCKD知識が有意に改善し，最も低いスコアは薬理学や栄養学のカテゴリー ・介入群はCKD進行が有意に減退 ・介入群は入院イベントが有意に低値 ・死亡率や透析療法導入患者数に有意差なし
3) Ismail SY, et al. 2014	【包含基準】 ・18歳以上 ・医学的および精神的に健康 ・インフォームドコンセントフォームに署名している者	【主要なアウトカム指標】 態度-社会的影響-有効性モデル：知識，リスク認識(恐怖と懸念)，自己効力感，コミュニケーションに対する態度，RRTに関するコミュニケーション，主観的規範とLDKT/寄付の受容 【二次結果測定】 LDKTへのアクセス状況	【介入群】 標準的なケアと在宅教育 在宅教育：患者の自宅での2つのセッションで構成 初回訪問時(約1時間半)に，家族の構造や特定の社会システムの価値の認識のために，患者の家族ネットワークのソシオグラムを描写. 2回目(約2時間)は，患者や招待者(家族・友人など)に対し情報を提供し(RRT・腎疾患など)，コミュニケーションをサポート[多体系治療(multisystemic therapy：MST)の原則に基づくコミュニケーション技術]した. 【対照群】 標準治療を受けた．移植腎医，移植コーディネーター，ソーシャルワーカーと相談を受け，毎年，腎臓専門医または看護師との検診を受ける．口頭による情報に加えて，教育用教材とDVDによる教育を受ける.	・163人の患者は，介入群84人，対照群79人 ・246名の招待者はパートナー(21%)，患者の子ども(29.1%)または同胞(17.7%) 【患者】 ・介入群で有意な知識増加 ・介入群でRRTに関するコミュニケーションの頻度がわずかに増加したが，自己効力感，LDKTについてのコミュニケーションに対する態度，主観的規範，LDKTを受け入れる意欲について，有意差なし 【招待者】 ・知識に大きな改善 ・患者とRRTについて話し合う自己効力感，腎臓を提供することに対する前向きな態度と腎臓を患者に提供する意思は有意に増加し，リスク認識の低下 ・RRTに関するコミュニケーションの頻度とその主観的基準については，介入前後で有意差なし 【二次結果】 ・対照群と比較して介入群はLDKT追跡行動が有意に増加

LDKT：living donor kidney transplant

(つづく)

表2-3　文献レビュー一覧（つづき）

番号/著者/年	参加者	アウトカム	介入	結果
4) Massey EK, et al. 2016	ロッテルダム地域の4病院の透析前クリニックから患者を募集 【包含基準】 ・18歳以上 ・12か月以内にRRTが必要な者 ・十分なオランダ語の理解 ・eGFR＜25 mL/分/1.73 m² 【除外】 ・RRTを行わないことを選択した者 【参加者】 ・患者が自身の病気や治療の選択肢について通知したいと考える患者の生活に関与している個人	・知識（R3K-T） ・コミュニケーション ・主観的および道徳的規範 ・知覚行動制御（PBC） ・生体腎移植の適格性 ・態度 　①RRTオプション 　②腹膜透析（PD） 　③血液透析（HD） 　④死亡したドナー移植 　⑤生体移植 を家族や友人と議論する態度 ・予想される影響 ・RRTの結果	【介入】 ・セッション中に議論された内容は，腎臓の機能，腎臓病のタイプと原因，腎臓病の身体的・心理的・物質的な結果，各療法の説明と利点・欠点，生体腎移植の詳細を検討した． ・情報は説得的でなく，中立的な方法で提示し，QOL，人間関係，仕事への影響など心理社会的側面に焦点をあてた． ・介入は，標準的な透析前ケア（専門医，透析・移植看護師，ソーシャルワーカー，栄養士との協議，各病院で開催されたグループ情報会議）に加えて実施された． ＊T0とT1（1～4週目）の間，グループ1は介入を受け，グループ2は標準治療を受けた． ＊T1とT2（5～8週目）の間，グループ1は標準治療を受け，グループ2は介入を受けた．	・患者80人のうち，40人はグループ1，40人はグループ2に無作為化 ・患者ごとに1～23人の参加者 ・参加者の患者との関係は，子ども29％，同胞18％，義理の家族16％，パートナー15％，友人7％，親6％，おじ・おば・いとこ2％，隣人・同僚3％，その他5％ ・知識とコミュニケーションについて，グループ1はT0とT1の間で大幅に増加し，グループ2は，T1とT2の間に有意に増加 ・生体腎移植に対する態度は，グループ1はT0とT1の間で傾向が増加し，グループ2ではT1とT2の間で有意に増加 ・HDに対する態度は，グループ1ではT0とT1の間で有意に増加し，グループ2ではT1とT2の間で増加 ・参加者の平均知識は有意に増加し，通信頻度が大幅に増加 ・RRTを開始した49人の参加者のうち，34人が生体ドナー移植実施

34人が生体腎移植を受けたと報告した．

・**その他**：その他の指標としては，Choiら[1]の研究ではセルフケア実践のスコアが大幅に改善され，Chenら[2]の研究ではCKD進行や入院イベントの有意な低下が報告された．

　以上のことから，自己管理支援によってCKDやRRTに関する知識の改善・向上がみられ，セルフケア実践スコアの改善，CKD進行や入院イベントの有意な低下がみられたことがわかる．自己管理支援を効果的に行い，意思決定を共有するための基本的な前提条件は，CKD患者の知識である．よって，自己管理支援による知識の改善・向上は適切な意思決定を促すことが示唆される．

　患者とその重要他者へのアプローチによって，患者とソーシャルネットワークグループメンバーの治療法選択などに関するコミュニケーションの促進，家族や友人が患者とRRTについて話し合うことによる自己効力感の向上，腎臓を提供することに対する前向きな態度と腎臓を患者に提供する意思の有意な増加，そして生体腎移植に対するリスク認識の低下がみられた．RRTの意思決定の複雑さと感情的な負荷を考慮すると，RRTの意思決定プロセスには，患者や重要他者へのかかわりが重要であるといえる．また，RRTには大きなトレードオフがあることを理解できるように，効果的なコミュニケーションを促進する介入が必要であることが示唆される．

　自己管理指導の内容は複合的なかかわりであるため，アウトカム指標は身体・心理・社会的側面から検討されていた．しかし，自己管理指導によるアウトカム

指標を RRT の意思決定とした研究は非常に少なく，また意思決定支援は結果で
はなくプロセスが重要であることから，今後自己管理指導における意思決定支援
プロセスをとらえた研究を積み重ねていくことが望まれる．

（レビュー：岩倉真由美，臨床への示唆：小坂志保）

文献
1）Choi ES, et al.：Effects of a face-to-face self-management program on knowledge, self-care practice and kidney function in patients with chronic kidney disease before the renal replacement therapy. J Korean Acad Nurs, 42(7)：1070-1078, 2012.
2）Chen SH, et al.：The impact of self-management support on the progression of chronic kidney disease—a prospective randomized controlled trial. Nephrol Dial Transplant, 26(11)：3560-3566, 2011.
3）Ismail SY, et al.：Home-based family intervention increases knowledge, communication and living donation rates：a randomized controlled trial. Am J Transplant, 14(8)：1862-1869, 2014.
4）Massey EK, et al.：Early home-based group education to support informed decision-making among patients with end-stage renal disease：a multi-centre randomized controlled trial. Nephrol Dial Transplant, 31(5)：823-830, 2016.

セルフモニタリング（生活習慣・自己管理）

CQ④ CKD 患者への教育目的入院は，腎不全の進展を遅延させるか

推奨文 CKD 教育目的入院は比較的短期間で，ほぼ同様な内容で実施されているが，腎不全の遅延に関する評価項目や時期，対象者背景が一定でないため，直接的に腎不全の進展を遅延に効果があると評価できない．しかし，腎不全進展を示す評価指標を用いた観察研究では，eGFR や ΔeGFR が入院前と比べて退院後 6 か月，12 か月で改善していることが示される文献もあるため，有用の可能性も考えられる．

臨床への示唆

　今回の保存期 CKD 患者の教育入院におけるレビューでは，腎保護作用としての明確なエビデンスはみつかりませんでしたが，塩分制限などの食事療法，血圧のコントロールなどの効果は報告されています．CKD という疾患の特徴を考えると長期的な視野をもって支援を考えていくことが重要であり，教育入院後も定期的に外来などで支援を継続していく必要性があるといえます．教育入院退院後も看護師は外来においても受診時に生活状況を把握し，状況に合った支援を実践することが必要であり，入院，外来と療養の場が変更されても継続的な切れ目のない支援を考えていかなければいけないでしょう．

　CKD 患者の指導においては患者の病気に対する思い，日常生活に対する思い，医療者に求める思いを十分に聞きとり，日常生活を把握したうえで適切な支援を行うことが重要です．教育入院のプログラムについての情報提供も随時行うことも必要となります．特に重症化が見込まれる症例などは，多職種と検討を重ね，日常生活指導や体重管理，血糖コントロール，電解質の補正などを目的とした入院を，必要に応じて検討したほうがよいでしょう．

　また腎教育では，多職種での連携・アプローチが重要であるとされており，教育入院のプログラム・外来では，栄養士，薬剤師，保健師などが連携して情報を共有し，支援を継続していくことが必要です．

　今後は，保存期 CKD の教育入院への介入研究と長期的な予後のエビデンスを明らかにする研究を行うこととともに，腎教育入院プログラムの標準化，CKD 患者を長期的に支援する支援体制の構築についても検討されることを期待します．

●キーワード

chronic kidney disease, educational hospitalization, renal function,
patient education, self-management
慢性腎臓病, 教育入院, 腎機能, 患者教育, 自己管理

レビュー結果（表2-4）

「CKD患者への教育目的入院は，腎不全の進展を遅延させるか」というCQに対して検索を行った．CKDに対する腎予後改善を目的とする，患者の行動変容を伴う多因子治療としてCKD教育入院が行われているが，その腎機能に対する効果については明らかとなっていないため，検討を行った．また，腎不全進展を示す評価指標には，eGFR，GFR，腎機能低下速度が用いられているため，これらの評価を用いた文献を検索した．

文献検索の結果，PubMedより4件，CINAHLより1件（重複あり），医中誌にて44件の論文を抽出しタイトルレビュー・アブストラクトレビューから選択し，7件の論文を抽出した[1-7]．これらの文献に関する「研究デザイン」は，介入研究2件，観察研究5件であった．しかし，腎不全進展を示す評価指標（eGFR，GFR，腎機能低下速度）を用いた文献は，観察研究4件のみであった．

【介入方法】

7件の論文に関するCKD教育目的入院（以下，入院と略す）の内容について，医師，看護師，栄養士などが病態や治療（薬物，食事療法），自己管理指導などについて，講義，DVD，冊子など視覚的資料を使用しながら実施されていた．また，入院期間は1週間以内で，3泊4日の短期間の入院もみられた．対象者は，年齢は40～80代，CKDステージはG1～G5であった．

介入研究[5]では，腎不全進展を示す評価指標（eGFR，GFR，腎機能低下速度効果）は使用されず，塩分摂取量推定値，蛋白質摂取量推定値，血圧を評価に用いていた．この研究は，CKD患者110名が，入院1週間，減塩食（1日に塩分6g以下）と低蛋白食（1日に蛋白質0.6～1.0g/kg標準体重）摂取し，アウトカムは入院開始時と終了時の血圧，24時間蓄尿から塩分摂取量推定値と蛋白質摂取量推定値を比較していた．次に，4件の観察研究では，腎不全の進展を示す評価指標（eGFR，GFR，腎機能低下速度）によって評価されていた．

【介入によるアウトカム】

介入研究[5]の結果では，塩分摂取量推定値は入院開始時に比べて終了時のほうが有意に減少したが，蛋白質摂取量推定値は，統計学的に有意差はなかった．収縮期および拡張期血圧は入院開始時に比べ，終了時のほうが有意に低かったと示していた．しかし，腎不全の進展を示す評価指標である，eGFR，GFR，腎機能低下速度は評価されていないので，「腎不全の進展を遅延させるかの視点で，評価すること」は難しいと考える．

以下が観察研究の結果である．

Koseら[1]は，退院後1か月以内に再入院したCKD患者22名と再入院しなかった57名の要因を調査した結果，再入院患者のほうが入院時のeGFR，Alb，Hb，Ca，Cr，血圧値が悪く，有意差を示していた．中澤ら[2]は，退院3年後までに保存期を維持した患者27名に対する入院前の腎機能変化速度【ΔeGFR（mL/分/1.73 m²/年）】と，退院後1年間，2年間，3年間の腎機能変化速度を比較した

結果，有意に改善を認めたと示している．上野ら[3]は，退院 12 か月後まで追跡できた CKD 患者 469 名に対し，入院前の腎機能低下速度を退院 6 か月後と 12 か月後と比較した結果，有意に改善を認めたと示している．丸山ら[4]は，退院後 1 年以内に透析導入しなかった CKD 患者 51 名の入院前の eGFR の減少速度に比べて有意に減少したことから，CKD の進行速度が低下したと考えると述べている．

　以上より，腎不全進展の評価指標(eGFR，GFR，腎機能低下速度)を用いた観察研究では，入院前より退院後 6 か月から 3 年間にわたる観察研究において腎不全の進展を遅延させる可能性を示唆しているが，対象者の人数，背景(年齢，原疾患，ステージなど)，評価指標，評価期間もさまざまであるため，今後，評価指標を一定にし，対象者数も増やし，フォローアップ期間を長期化した研究が望まれる．

(レビュー：川端京子，臨床への示唆：平野道枝)

表 2-4　文献レビュー一覧

番号/著者/年	参加者	アウトカム	介入	結果
1) Kose E, et al. 2016	【包含基準】 ・早期再入院患者（CKD の教育入院を受け，退院後 1 か月以内に腎臓内科病棟に再入院した患者） ・再入院しなかった患者	以下の項目を単変量解析で評価した． ・患者背景 ・CKD の検査データ ・栄養士指導，薬剤師指導の回数，それらの指導に立ち会う関係者(家族，友人など)の有無 さらに，早期再入院と関連する要因を多重ロジスティック回帰分析を行った． その他，再入院患者のみ，再入院の理由項目を人数割合で示した．	記録から以下の項目を抽出し単変量解析を行い，比較した ・患者背景：性別，年齢，BW，BMI，経口薬の数量，CKD ステージ，教育入院期間，喫煙歴，合併症 ・CKD の検査データ：TP，Alb，CRP，Hb，HbA1c，LDL-C，TG，K，Ca，P，BUN，Cr，eGFR，血圧 ・栄養士指導，薬剤師指導の回数と，それらの指導に立ち会う関係者(家族，友人など)の有無 ・再入院患者のみ，再入院の理由項目	・早期再入院患者は 22 名，再入院しなかった患者は 115 名であった． ・患者背景では，再入院患者は BW が少なく，有意差があった． ・CKD の検査データでは，全項目で有意差はなかった． ・栄養士指導，薬剤師指導の回数では，再入院患者のほうが少なく，有意差があった．それらの指導に立ち会う関係者(家族，友人などの有無)では，有意差はなかった． ・再入院の理由では，浮腫，CVD であった．早期再入院と関連する要因を多重ロジスティック回帰分析した結果，医師，栄養士，薬剤師の不適切な指示が独立説明変数であることがわかった．
2) 中澤　純，ほか 2017	【包含基準】 ・CKD 教育入院を経験し，かつ退院 3 年後までに保存期 CKD として継続通院した患者 ・CKD 教育入院を経験し，かつ退院 3 年後以内に透析導入に至った患者	退院 3 年後までに保存期 CKD として継続通院した患者 ・CKD 教育入院前の腎機能変化速度〔ΔeGFR(mL/分/1.73 m²/年)〕と，退院後 1，2，3 年間を比較した． ・どのような患者背景が ΔeGFR 変化に影響するか検討：性別，年齢，原疾患，CKD ステージ入院前の ΔeGFR 別に比較検討し，t 検定(p<0.05) 退院 3 年後以内に透析導入に至った患者 ・CKD 教育入院後 3 年以内に，保存期 CKD 群と，透析導入群の背景を比較：年齢，入院前 Cr，入院前 eGFR，入院前 ΔeGFR を t 検定(p<0.05)．性別，CKD ステージは，カイ二乗検定(p<0.05)	・CKD の教育入院(1 週間) ・カルテ記録から，性別，年齢，原疾患，CKD ステージ，入院前の ΔeGFR，退院 1，2，3 年後の血液データを抽出	・退院 3 年後までに保存期 CKD として継続通院した患者 27 名，退院 3 年後以内に透析導入に至った患者は 8 名であった． ・CKD ステージ：G3b 6 名，G4 18 名，G5 3 名． ・ΔeGFR：入院前−5.97，退院後 1 年間−0.7，2 年間−0.75，3 年間−1.23 と有意に改善を認めた． ・患者背景と ΔeGFR の比較：性別では男性に，年齢は 70 歳以上に，原疾患では糖尿病性腎症(DN)，腎硬化症ともに CKD ステージでは G4 に有意に改善を認めた． ・保存期 CKD 群と透析導入群の患者背景の比較：入院前 Cr が有意に高値，入院前 eGFR が有意に低値であった．

(つづく)

表 2-4　文献レビュー一覧（つづき）

番号/著者/年	参加者	アウトカム	介入	結果
3) 上野里紗, ほか 2013	【包含基準】 ・保存期腎不全検査教育入院を経験している ・退院 12 か月後まで追跡できた患者	・入院前 6 か月間と退院後 12 か月間の腎機能低下速度の比較 ・対象者全員を糖尿病性腎症（DN）群と非 DN 群に分け, それぞれ入院前後の腎機能低下速度の比較	保存期腎不全検査教育入院（1 週間） ・入院の目的は, 腎機能増悪因子の解析, 自己管理できる正確な知識の習得, 心脳血管合併症の早期発見である. ・入院前 6 か月間と退院後 12 か月間の腎機能低下速度の比較を行った. ・対象者全員を DN 群と非 DN 群に分け, それぞれ入院前後の腎機能低下速度の比較を行った.	・参加した患者は 469 名であった. ・退院後 12 か月間の腎機能低下速度は 0.001 mL/分/1.73 m²/月であり, 入院前 6 か月間の機能低下速度 0.316 mL/分/1.73 m²/月に比べ, 改善を認めた. 特に退院後 6 か月間の腎機能低下速度は入院前より有意に改善していた（p 値＝0.0112）. ・DN 群と非 DN 群との比較では, 入院前 6 か月間の腎機能低下速度に関して, DN 群のほうが非 DN 群に比べ腎機能低下速度は 72.3 倍速かった. DN が腎予後不良であると改めて示す結果となった. しかし両群とも, 教育入院によって退院後腎機能低下速度は改善したことから, DN 群に対しても検査教育入院の有効性が示唆された.
4) 丸山直樹, ほか 2012	【包含基準】 ・CKD 教育入院（3 泊 4 日入院）を受けた CKD 患者 ・CKD 教育入院した患者のなかで教育入院後 1 年以内に透析療法導入せず 10 か月以上継続観察できた患者	CKD 教育入院を受けた CKD 患者 ・現状：性別, 年齢, 原疾患, CKD ステージ, eGFR の減少速度 ・CKD 教育入院前後の eGFR, 血液データの比較 CKD 教育入院した患者のなかで教育入院後 1 年以内に透析療法導入せず 10 か月以上継続観察できた患者 ・eGFR の減少速度	CKD 教育入院を受けた CKD 患者 136 名 ・性別, 年齢, 原疾患, CKD ステージ, eGFR の減少速度抽出. ・CKD 教育入院前後の eGFR, 血液データ抽出. CKD 教育入院した患者のなかで教育入院後 1 年以内に透析療法導入せず 10 か月以上継続観察できた患者 51 名 ・退院後 10 か月以上の記録より, eGFR の減少速度を抽出.	CKD 教育入院を受けた CKD 患者 136 名 ・男性が 96 人（38〜89 歳）で, 女性が 40 人（42〜84 歳）であった. ・男性の eGFR は 29.8 mL/分/1.73 m²（7.8〜102.8）で, 女性は 23.0 mL/分/1.73 m²（8.7〜66.0）であった. ・CKD の原因疾患は, 慢性糸球体腎炎（CGN）が 56％, DN が 24％, 腎硬化症が 17％, 多発性囊胞腎（PKD）が 3％であった. ・CKD ステージ 4〜5 の進行性 CKD が多かった. 教育入院前後では有意な差は認められなかった. CKD 教育入院した患者のなかで教育入院後 1 年以内に透析療法導入せず 10 か月以上継続観察できた患者 51 名 ・eGFR の減少速度が−0.537 mL/分/1.73 m²/月 から 0.0297 mL/分/1.73 m²/月に有意（p＜0.001）に減少したことから, CKD 進行速度が低下したと考えられた. さらに, 緊急入院や緊急透析の頻度の減少, 患者の自己管理の改善などの効果が認められた. より早いステージの患者のほうが, より高い効果が認められた.

（つづく）

表 2-4 文献レビュー一覧（つづき）

番号/著者/年	参加者	アウトカム	介入	結果
5) Yamaji K, et al. 2011	【包含基準】 ・高齢の CKD 患者 ・CKD 教育入院を受けた患者	・入院開始時(2日目)と終了時(7日目)の24時間蓄尿から，入院開始時(2日目)と終了時(7日目)の塩分摂取量推定値(Na mEq/日)と蛋白質摂取量推定値(蛋白 g/日)分析，t検定で比較． ・入院開始時(2日目)と終了時(7日目)の血圧をt検定で比較． ・上記を CKD ステージごとに，カイ二乗検定で分析．	CKD 教育入院(1週間) ・Ns によるガイダンス，Dr による食事療法，CKD の状態の講義，栄養士より入院前の食事状況の聞き取りと今後の指導． ・入院時，減塩食(1日に塩分 6 g 以下)と低蛋白食(1日に蛋白質 0.6〜1.0 g/標準体重)摂取． ・血圧，24時間蓄尿から塩分摂取量推定値(Na mEq/日)と蛋白質摂取量推定値(蛋白 g/日)を分析．	・対象である患者 110 名中，男性 67 名，女性 43 名，平均年齢 60.0±15.4 歳，CKD ステージ：G1 8 名，G2 8 名，G3 21 名，G4 29 名，G5 44 名 ・塩分摂取量推定値は入院開始時(2日目)：5.6±2.8 g/日)．入院終了時(7日目)：4.1±1.6 g/日)に有意に減少した(p<0.05)． ・蛋白質摂取量推定値は，入院開始時(2日目)：40.6±12.6 g/日)．入院終了時(7日目)：38.4±11.2 g/日)に減少したが，統計学的に有意差はなかった． ・収縮期および拡張期血圧は入院開始時(2日目)に比べ，終了時(7日目)のほうが有意に低かった(p<0.05)． ・CKD ステージごとに比較すると，入院開始時と入院終了時の塩分摂取量推定値は，ステージ G3〜5 に有意差があった．蛋白質摂取量推定値は，G5 に有意差があった．
6) Yamaji K, et al. 2007	【包含基準】 ・CKD(ステージ3または4)	入院2日目と7日目の以下のデータに有意差の有無を検定した． ・24時間蓄尿から排出された Na と蛋白量 ・体重，BMI ・血圧	教育入院の内容 ・CKD の病気に関する学習 ・減塩(6 g/日以下)と蛋白制限食(0.6〜1.0 g/kg/日)を食する． ・評価は，入院2日目と7日目の24時間蓄尿より，排出された Na と蛋白量を測定．	・男性 41 名，女性 29 名．平均年齢 58.7±15.8 歳 ・24時間蓄尿から排出された Na 量は減少し，p<0.05． ・蛋白量も減少したが，有意差なし． ・体重と BMI は有意差なし． ・血圧も有意差なし．
7) Kose E, et al. 2014	【包含基準】 ・再入院患者(CKD の教育入院を受け，退院後1年以内に腎内病棟に再入院した患者) ・再入院しなかった患者(CKD の教育入院を受け，退院後1年以内に腎臓内科病棟に再入院しなかった患者)	以下の項目を単変量解析で評価． ・患者背景 ・CKD の検査データ ・栄養士指導，薬剤師指導の回数と，それらの指導に立ち会う関係者(家族，友人など)の有無	以下の項目を抽出と単変量解析を行い，比較した． ・患者背景：性別，年齢，BW，BMI，経口薬の数量，CKD ステージ，腎不全の原疾患，消費カロリー，合併症． ・CKD の検査データ：TP, Alb, CRP, Hb, HbA1c, LDL-C, TG, K, Ca, P, BUN, Cr, eGFR, 血圧 ・栄養士指導，薬剤師指導の回数と，それらの指導に立ち会う関係者(家族，友人など)の有無	・再入院患者 20 名：男性 13，女性 7，平均年齢 69.1±12.8, G3a と G3b 7 名, G4 13 名 ・再入院しなかった患者 57 名：男性 31 名，女性 26 名，平均年齢 64.9±16.2 歳, G3a と G3b 33 名, G4 24 名 再入院患者と再入院しなかった患者を比較した結果 ・患者背景では，再入院の患者のほうが心疾患の合併症と消費カロリーが多く有意差があった． ・CKD の検査データでは，再入院患者のほうが Alb, Hb, Ca, Cr, eGFR, 血圧が悪く有意差があった． ・栄養士指導，薬剤師指導の回数と，それらの指導に立ち会う関係者(家族，友人など)の有無では有意差はなかった．

文献
1） Kose E, et al.：Early rehospitalization after initial chronic kidney disease educational hospitalization relates with a multidisciplinary medical team. J Pharm Health Care Sci, 2：article number：27, 2016.
2） 中澤　純，ほか：当院における CKD 教育入院の腎機能変化速度（ΔeGFR）に対する影響の検討．大津市民病院雑誌，18, 2017.
3） 上野里紗，ほか：当院における保存期腎不全検査教育入院の効果．日本腎臓学会誌，55（5）：956-965, 2013.
4） 丸山直樹，ほか：慢性腎臓病患者に対する短期間教育入院―クリニカルパス作成後 1 年間の成果．奈良県立奈良病院医学雑誌，16(1)：40-44, 2012.
5） Yamaji K, et al.：慢性腎臓病（CKD）患者における短期間教育入院の有効性（第二報）〔Efficacy of educational short-term hospitalization in patients with chronic kidney disease（CKD）：Second report〕（英語）．Nephrology Frontier, 10(1)：93-98, 2011.
6） Yamaji K, et al.：Effect of educational hospitalization on chronic kidney disease（CKD）patients. Clin Nephrol, 68(6)：401-404, 2007.
7） Kose E, et al.：Analysis of factors affecting rehospitalization of patients with chronic kidney disease after educational hospitalization. Clin Pharmacol, 6：71-78, 2014.

薬物療法

解説

　CKD において降圧薬や脂質低下薬などの薬物療法は集学的治療の1つであり，服薬は長く続く重要な自己管理である．CKD 患者が服用する薬の種類や用法は，腎機能が悪化するにつれ増えると報告されており[1]，複雑な自己管理が求められ，ポリファーマシーのリスクは高い．また腎機能低下に伴い，投与量や種類の変更が必要になる．CKD 患者に求められる服薬管理は，処方薬の適切な服用に加え，腎機能低下に伴う注意点の理解が必要になるという特徴がある．

　慢性病患者の療養行動のとらえ方や実践状況は，長期的な身体状況に影響を与える[2]．そのため，服薬支援には患者と医療者との信頼関係を基盤に，医療者が患者の生活習慣や価値観を理解し，患者が主体的に治療に参加する「服薬アドヒアランス」の視点が求められる．CKD 患者においては，服薬アドヒアランス状況は腎機能と関連すると報告されており[3]，患者が主体的に服薬できる支援がより重要になる．

　ビデオや電話面談などの e ヘルスを取り入れることで，服薬アドヒアランスが改善したことが報告されている[4]．また服薬できない理由に応じた支援として，量や種類が多く飲み忘れる場合は一包化や配合薬の利用を検討したり，うっかり忘れる場合は服薬時間の統一や薬の置き場所の工夫，家族など周囲のサポートを得るアプローチ方法が示されている[5]．一方で服薬アドヒアランスの阻害要因として，薬の管理上の課題（うっかり忘れ，複雑な用法など），薬の必要性の不十分な理解，医療者と患者との関係がある[6]．

　これらからいえることは，患者と信頼関係を構築し，患者が日常生活のなかで薬物療法をどのように理解しどのような服薬管理を行っているのか，服薬できない理由は何かを患者の視点に立ってアセスメントし，それらに応じたアプローチが必要であるということである．高齢者は加齢に伴う変化も加わり，服薬アドヒアランスが低下しやすい[7]．CKD 患者は高齢者が多いことから，高齢者の特徴を踏まえて服薬管理能力をアセスメントし，家族やソーシャルサポートなどの支援を得られるよう，調整することも必要である．

（中村雅美）

文献

1）坂本　愛，ほか：慢性腎臓病を有する高齢者のポリファーマシーにおける有害事象の潜在的リスク因子に関する検討．日本腎臓病薬物療法学会誌，7(1)：13-23, 2018.

2）Lorig K, et al.：Living a Healthy Life with Chronic Conditions. Bull Publishing Company, 2006./近藤房恵(訳)：病気とともに生きる―慢性疾患のセルフマネジメント．日本看護協会出版会，2008.

3）Tangkiatkumjai M, et al.：Association between medication adherence and clinical outcomes in patients with chronic kidney disease：a prospective cohort study. Clin Exp Nephrol, 21 (3)：504-512, 2017.

4）Schmid A, et al.：Telemedically supported case management of living-donor renal transplant recipients to optimize routine evidence-based aftercare：a single center randomizes controlled trial. Am J Transplant, 17(6)：1594-1605, 2017.

5）日本腎臓学会(監)，腎疾患重症化予防実践事業生活・食事指導マニュアル改訂委員会(編)：医師・コメディカルのための慢性腎臓病生活・食事指導マニュアル．東京医学社，2015.

6）Mechta Nielsen T, et al.：Adherence to medication in patients with chronic kidney disease：a systematic review of research. Clin Kidney J, 11(4)：513-527, 2018.

7）厚生労働省：高齢者の医薬品適正使用の指針(総論編)．2018.
https://www.mhlw.go.jp/content/11121000/kourei-tekisei_web.pdf(2021年4月16日アクセス)

薬物療法

CQ① 多職種のかかわりが CKD 患者の服薬管理を改善するか

推奨文 多職種がかかわることによる服薬管理への直接的な成果は十分に明らかになっていない．しかし，多職種がかかわることで，腎機能低下の遅延，死亡や入院リスクの低下という成果がみられたことから，服薬管理に一定の影響を与えていると考えられ，有用であると思われる．

臨床への示唆

> 　CKD 患者は，CKD の罹患に伴って必要になる自己管理行動を行いながら，その患者独自の日常生活を送っています．服薬管理は多岐にわたる自己管理行動の1つです．このレビューでは，薬剤師や多職種チームの介入が腎機能の低下を遅らせたり，死亡や入院リスクを下げるなど，一定の成果がみられました．患者の生活を支援する看護者が薬剤師と連携し，多職種チームのなかで調整役割を発揮することで，よりよい成果を得られることが期待できます．日常ケアにおいて，無意識に他職種と協働していることがあると思います．看護職が意図的に調整役となり，どの職種とどのタイミングで何について連携すると切れ目なく服薬支援できるのかを考え行動することで，より効果的に連携が機能すると考えられます．服薬アドヒアランスや QOL といった患者中心のアウトカムを向上させるためには，その支援プロセスにおいて，生活の視点で患者をとらえることが必要です．
>
> 　CKD 患者の薬物療法は用法が多様で処方薬剤数は多く，その実施には困難を伴います．また，自覚症状に乏しいという CKD の特徴も，薬物療法の継続を妨げる要因となります．この困難さを理解し，患者が主体的に，状況によってはサポート体制を整えながら服薬管理できるよう，多職種と連携して服薬支援していきましょう．

●キーワード

chronic kidney disease,　medication adherence,　interdisciplinary team,
healthcare team,　collaborative approach
慢性腎臓病，服薬アドヒアランス，多職種連携，チーム医療，多職種協働

レビュー結果(表2-5)

「多職種のかかわりが CKD 患者の服薬管理を改善するか」という CQ に対して検索を行った。PubMed より 55 件，CINAHL より 40 件の論文を抽出した。医中誌は 0 件であった。RRT を受けている患者を対象とした論文を除いたうえでタイトルレビュー・アブストラクトレビューを行い，重複文献を除いた 5 件の論文を抽出し，結果の記述が不十分だった 1 件を除外した 4 件をレビュー対象とした。

【介入方法】

介入者は，多職種チーム 1 件[1]，薬剤師のみ 3 件[2-4] であった。多職種チームは，腎臓内科医師，腎臓病看護師，腎臓病栄養士，薬剤師，ソーシャルワーカー，血管アクセス医，腹膜透析カテーテル留置医，移植医から構成されていた。

薬剤師による介入では，かかりつけ医の診察とは異なる機会を設け，対面[4] もしくは電話[2] で直接的に患者にかかわっており，服薬管理や生活習慣の改善についての指導が行われていた[2,4]。また検査オーダー[2,3] や，必要時かかりつけ医の受診調整[2,3]，かかりつけ医に対して処方に関する推奨事項の通知[2,4] が行われていた。

多職種チームによる介入では看護師がケースマネジメントを行い，病期に応じて構成された教育が提供され，チームメンバーは定期的にミーティングを設けて情報共有していた[1]。教育内容は，CKD ステージ 3 では腎機能，CKD の臨床症状と尿毒症症状，リスクや悪化因子，合併症について，CKD ステージ 4 ではバスキュラーアクセスの作製や RRT の開始基準について，CKD ステージ 5 では RRT の開始時期の評価，バスキュラーアクセスのケアについて，それぞれ焦点があてられていた。教育に関する各職種の分担や時間配分など，その詳細についての記述はなかった。

【介入のアウトカム】

介入のアウトカムは，以下が挙げられた。

生理学的指標として，血圧，eGFR 変化量が設定されていた。血圧に関するアウトカムには血圧値[1,2]，目標血圧達成状況[3] の 2 つがあり，両者とも介入群，対照群間で有意差は認めなかった。eGFR 変化量は CKD ステージ 4〜5 において，介入群のほうが緩やかになる結果を示していた[1]。プライマリーアウトカムとして設定されていた ESKD 発生率，透析開始，死亡率については，多職種チームのほうが透析導入リスクは高かったが，死亡リスクは低いという結果が影響していると考察されていた[1]。薬剤師の介入では，ESKD 発生率，死亡率に差は認めなかった[2]。透析導入については，介入群のほうが腹膜透析(PD)の選択，および一時的透析用カテーテルを用いない計画導入である患者が多く，導入目的入院の際の入院日数も短くなっていた[1]。さらに，感染症による入院リスクも下がっていた[1]。

表 2-5　文献レビュー一覧

番号/著者/年	参加者	アウトカム	介入	結果
1) Chen YR, et al. 2013	20〜80 歳 の CKD ス テージ 3〜5 患者 1,056 名(介入群 528 名，対 照群 528 名)	プライマリーアウトカム：ESKD 発生率，透析開始，死亡率 セカンダリーアウトカム：入院率，腎機能低下率，血圧コントロール，生理学的指標	学際的ケア(MDC)群：MDC チーム(腎臓内科医，腎臓病看護師，腎臓病栄養士，ソーシャルワーカー，薬剤師，血管アクセス医，腹膜透析カテーテル留置医，移植医)による医学的管理と生活習慣改善に焦点をあてた介入．教育内容は病期に応じて構成され，MDC メンバーは定期的にミーティングを実施．ケースマネジメントは看護師が行い，定期的に受診できるように調整． 対照群：かかりつけ医による診療	・CKD ステージ 4〜5 における年 eGFR 変化量(mL/分/1.73 m²)：介入群−5.1，対照群−7.3；p <0.01 ・透析導入目的入院における入院率/入院日数：介入群 73.9%/ 11.4±12.5，対 照群 85.7%/ 19.1±21.9(有意差ありと記載されているが p 値は未記載) ・感染症による入院リスク：HR 0.60；95%CI 0.37〜0.94，p =0.02 ・PD 選択率：介入群 30.4%，対照群 14.3%；p 値未記載 ・緊急カテーテル導入：介入群 45.6%，対 照 群 66.7%；p 値 未記載 ・導入前バスキュラーアクセス作製率：介入群 46.9%，対照群 33.3%；p 値未記載 ・透析導入リスク：HR 1.68；95%CI 1.00〜2.86，p=0.05 ・死亡リスク：HR 0.49；95%CI 0.27〜0.88，p=0.02 ・非 ス テ ロ イ ド 性 抗 炎 症 薬 (NSAIDs)の処方が少なく，ACE 阻害薬/ARB，リン吸着薬，活性型ビタミン D 製剤，尿酸降下薬，ESA の処方が多い．
2) Cooney D, et al. 2015	eGFR 45 mL/分/1.73 m² 未満かつベースラインの 90 日前〜2 年前までの eGFR が 60 mL/分/1.73 m² 未満かつ直近 1 年間にかかりつけ医の受診歴のある患者 2,199 名(介入群 1,070 名，対照群 1,129 名)	プライマリーアウトカム：来院時血圧，PTH セカンダリーアウトカム：目標血圧値の達成率，QOL，CKD の負担感と影響，ESKD 発生数，死亡者数，尿中アルブミン・蛋白量，薬剤の処方，服薬アドヒアランス，腎臓内科の受診者数	介入群：かかりつけ医の予約の前に，臨床薬剤師(clinical pharma-cist)が以下を実施． ・電話で患者と CKD や高血圧について話し合い，服薬や生活習慣の改善について検討． ・KDOQI が推奨する検査をオーダー． ・eGFR 30 未満で，腎臓内科受診を調整． ・検査結果を電話で確認し，降圧薬以外の処方内容を調整．降圧薬は推奨事項として，かかりつけ医あての経過ノートに記載． 対照群：かかりつけ医による従来ケア	・PTH 測定実施割合に有意差あり：介入群 46.9%，対 照群 16.1%；p<0.001 ・降圧薬処方に有意差あり：介入群 7.8〜28.5%，対照群 13.3〜 25.6%；p=0.02 ・ビタミン D 製剤処方に有意差あり：介 入 群 61.9%，対 照 群 52.4%；p=0.004 ・重炭酸ナトリウム処方に有意差あり：介入群 24%，対照群 13%；p=0.03 ・血清リン測定実施割合に有意差あり：介入群 63.6%，対照群 46.7%；p<0.001 ・尿中アルブミン・蛋白量測定実施割合に有意差あり：介入群 56.3%，対 照 群 38.5%；p< 0.001 ・来院時血圧，QOL，CKD の負担感と影響，ESKD 発生数，死亡者数，服薬アドヒアランス，腎臓内科受診者数について，両群間に有意差を認めず． ・参加者の 92%が，薬剤師が有益な情報を提供したと感じ，他者に薦めたいと回答．

MDC：multidisciplinary care

(つづく)

表 2-5　文献レビュー一覧（つづき）

番号/著者/年	参加者	アウトカム	介入	結果
3) Chang AR, et al. 2016	eGFR 45～59 mL/分/1.73 m² かつ過去1年間の平均収縮期血圧≧150/85 mmHg の CKD 患者（介入群 24名, 対照群 23 名）	プライマリーアウトカム：尿アルブミン・蛋白量 探索的アウトカム：脂質異常症のスクリーニング, スタチン治療の終了, 目標血圧値の達成率, 尿蛋白を有する患者の ACE 阻害薬/ARB の使用状況 その他：薬剤師による薬物管理の受け入れ状況	介入群：尿蛋白や血圧, 脂質管理に関するガイドラインについて研修を受けた薬剤師が, カルテを確認し, 尿・脂質に関する検査をオーダーし, 血圧管理や脂質管理を行う. 検査が必要な場合は, 患者に電話をして, 受診調整を行う. 対照群：かかりつけ医による診療	・尿アルブミン・蛋白量検査の実施状況に有意差なし：介入群 87.5％, 対照群 73.9％, HR 2.6；95%CI 0.47～14.0, p=0.3 ・スタチン治療の実施状況, 目標血圧値の達成状況において, 両群間に有意差を認めず. ・薬剤師による薬物管理について, 患者, 薬剤師, 医師の3者が, よい評価（患者：よい情報を得た, 薬剤師：十分で有益な医療を提供した, 医師：薬剤師がかかわることは患者にとって有益であるなど）.
4) Molnar AO, et al. 2020	集学的腎臓クリニックでフォローされている, 66 歳以上で eGFR 30 mL/分/1.73 m² 未満の患者 25,016 名	・スタチンの処方状況 ・CKD 患者への処方において注意が必要な薬剤処方 ・高齢者への処方において注意が必要な薬剤の処方	介入群：腎臓内科クリニックにおいて, 薬剤師が診察ごとに患者に対面し, 薬剤の調整と教育（教育内容について記載なし）を行う. 薬剤関連の問題がある場合は, 医師と話し合う, もしくは書面で連絡をとる. 対照群：かかりつけ医による診療	・薬剤投与数の変化はなし（両群とも平均処方数 10 錠）. ・薬剤師の介入後, 不適切な薬剤処方（スタチンの処方がないこと）, CKD 患者に注意が必要な薬剤, 高齢者に注意が必要な薬剤の処方割合が減少（すべて p＜0.001）, 処方割合は高いまま（図での提示のみで, 数値の記載なし）.

　臨床検査の実施回数もアウトカムとして取り上げられていた. 介入により血液（リン, PTH）, 尿（尿中アルブミン・蛋白量）検査の回数が増えた[2]とある一方, 変わらなかった結果を示す研究もあった[3]. 薬剤処方については, 介入により CKD 患者に用いられる薬（降圧薬, リン吸着薬, 活性型ビタミン D 製剤, 尿酸治療薬, ESA, 重炭酸ナトリウム）の処方者数が増えていたが[1, 2], 処方が推奨されているスタチンについては, 差を認めなかった研究[3], 介入群のほうが処方が増えた研究[4]と, 異なる結果を示していた. CKD 患者への処方の際に注意が必要な薬剤に関しては, 処方は減少していた[1, 4]. このように, 処方内容に変化はみられたが, 総処方数には差を認めなかった[4].

　QOL, CKD の負担感, 服薬アドヒアランスもアウトカムとして設定されていたが, 介入による改善は認めなかった[2].

　薬剤師の介入に対して, 患者は「有益な情報を提供していた」, 医師は「患者にとって有益だ」などと, よい評価を示していた[2, 3].

　以上より, 多職種のかかわりにより服薬管理を改善するかは直接的には十分に明らかになっていない. しかし, 腎機能低下の遅延, 死亡や感染症による入院リスクの低下がみられたことから, 服薬管理に一定の影響を与えている可能性は考えられる. また薬剤師の介入により, CKD の治療に必要な検査や処方薬は増加したことから, 薬剤師との連携により, より質の高い服薬支援ができると考えられる. 今後は, 看護師と薬剤師とが連携して服薬管理を支援する研究, 多職種チームにおける各専門職の役割を明らかにする研究が期待される.

（レビュー・臨床への示唆：中村雅美）

文献

1) Chen YR, et al.：Effectiveness of multidisciplinary care for chronic kidney disease in Taiwan：a 3-year prospective cohort study. Nephrol Dial Transplant, 28(3)：671-682, 2013.

2) Cooney D, et al.：A pharmacist based intervention to improve the care of patients with CKD：a pragmatic, randomized, controlled trial. BMC Nephrol, 16(1)：56, 2015.

3) Chang AR, et al.：Using pharmacists to improve risk stratification and management of stage 3A chronic kidney disease：a feasibility study. BMC Nephrol, 17(1)：168, 2016.

4) Molnar AO, et al.：Potentially inappropriate prescribing in older adults with advanced chronic kidney disease. PLoS One, 15(8)：e0237868, 2020.

薬物療法

CQ② 服薬指導が適切な服薬行動を促進させるか

推奨文 看護師による服薬指導が服薬行動を促進したという介入研究はみられなかったが，薬剤師や他の職種と連携したり，服薬指導の方法を工夫することで，服薬行動を促進することができていたため，服薬指導は適切な服薬行動を促進するために有用であると考えられる.

臨床への示唆

　CKD の集学的な治療では，高血圧，糖尿病，脂質異常症などに対する治療として薬物療法は重要な役割を担っており，患者が適切に服薬管理できるよう支援する必要があります.

　レビュー対象となった研究論文では，医療者から送られてきたショートメッセージに励まされ，服薬行動を続ける気持ちが高まると報告されています. スマートフォンを日常的に使用している患者や，使い慣れていない場合でも使いやすいよう工夫された機器であれば，効果的な服薬支援になりえるでしょう. また剤形を変更することで飲みやすさが改善したり，配合薬への切り替えにより飲み忘れが減少したとも報告されています. またパンフレットを用いた服薬指導は薬についての理解を深め，適切に服薬行動できるようになると報告されました. ここで気をつけなければならないのは，効果が期待できるアプローチであっても，即その方法を採用するのではないということです. 適切に服薬行動がとれるように支援するには，服薬できない背景に応じた方法を採用する必要があります. どのような思いをもって，どのように理解し，どのような方法で服薬管理しているのかなど，服薬できない背景を患者の視点に立ってアセスメントし，患者に合った服薬支援の方法を計画していくことが求められます. また服薬管理できていた場合でも，その行動が継続できるような支援も忘れないようにしましょう.

　服薬管理は，多岐にわたる自己管理行動の1つです. 服薬管理だけを切り離さず，包括的に自己管理行動をとらえていきましょう.

●キーワード

chronic kidney disease, medication adherence, medication support, medication, self-management
慢性腎臓病, 服薬アドヒアランス, 服薬支援, 薬物療法, 自己管理

レビュー結果(表2-6)

「服薬指導が適切な服薬行動を促進させるか」というCQに対して検索を行った．PubMedより24件，CINAHLより9件，医中誌より20件の論文を抽出した．透析患者，移植患者を対象とした論文を除外し，タイトルレビュー・アブストラクトレビューを行った結果，5件をレビュー対象とした．

【介入方法】

看護師による介入としては，モバイルヘルステクノロジー[1]を使用した取り組みが，服薬アドヒアランスの管理やサポートに役立つ見込みがあった．また，看護師だけでなく薬剤師がエリスロポエチン製剤を管理することで，安全性が向上され服薬アドヒアランスが改善される可能性が示唆されていた[2]．

本邦では，看護師による服薬アドヒアランスに関する介入研究はみられなかった．薬剤師や医師と協働することで顆粒分包など飲みやすさの工夫により服薬アドヒアランスが向上させる可能性が示唆されている[3]．同様にクレメジン細粒から速崩錠に変更することで飲みやすさが向上した[3]，降圧薬をアンジオテンシンⅡ受容体拮抗薬とカルシウム拮抗薬の併用療法薬に切り替えたところ，飲み忘れが減少し，外来環境下での血圧値の低下につながったなど，アドヒアランスが改善する傾向がみられた[4]．また，薬剤師によるエビデンスをビジュアル化した能動的服薬指導が患者の薬識・病識の改善につながり，コンプライアンスが改善したとの報告もあった[5]．

【介入によるアウトカム】

介入のアウトカムは，以下が挙げられた．

看護論文では，患者の服薬行動の自己申告と電子投薬監視システムによる錠剤を開封したときとの一致率で評価しているものがあった[1]．その他は，服薬アドヒアランスをガイドラインの遵守の割合で評価しているもの[2]や，薬効で評価しているもの[2,4]，11段階のVRSによる対面自記式アンケートでの評価[3]や，飲み忘れの有無[4]，満足度[4]，服薬指導前後での薬識・病識の変化[5]で評価しているものがあった．行動の一致率や薬効以外は，患者の主観的評価によるものであった．また，アウトカムに用いられているアンケート用紙などについては，信頼性妥当性が証明されているものではなかった．

以上の結果から，CKDに対する看護師による服薬指導を行った介入研究はなく，信頼性妥当性が証明されている尺度で評価されている文献も見当たらなかった．指導方法の媒体としてモバイルヘルステクノロジーの使用，ビジュアル化をすることにより，服薬行動(アドヒアランス)の改善につながる示唆が得られているため，これらの方法を工夫した介入方法のプログラム化や評価方法の検討・検証ならびに追試研究が望まれる．

(レビュー：神谷千鶴，臨床への示唆：中村雅美)

表 2-6　文献レビュー一覧

番号/著者/年	参加者	アウトカム	介入	結果
1) Bartlett Ellis RJ, et al. 2019	降圧薬を処方されている CKD ステージ 1～4 の患者 5 名	52 日間の，服薬アドヒアランス（時間どおりに処方された用量を服薬している割合）：「スマートボタンを押したとき」と「電子投薬監視キャップが開封されたとき」の一致率 システムを使用しての自由記述	モバイルヘルス（mHealth）テクノロジーを用いた介入：服薬のタイミングに基づいて標準またはカスタマイズされた SMS（ショートメッセージサービス）テキストメッセージを配信. フェーズ 1（試験日 1～14）およびフェーズ 3（試験日 46～52）では，標準の SMS テキストメッセージを送信，フェーズ 2（試験日 15～45）ではカスタマイズされた SMS テキストメッセージを送信.	・52 日間の 260 個のデータポイントのうち，36.5%（n=95）はスマートボタンによる記録，76.2%（n=198）は電子投薬監視による記録. ・スマートボタンと電子投薬監視の両方によるイベント記録は 47%（n=94）. ・SMS テキストメッセージに対する，参加者からの肯定的なコメント.
2) Debenito JM, et al. 2014	2008 年 1 月～2010 年 12 月に少なくとも 6 か月間 ESA 治療を受けていた慢性腎疾患による貧血患者 101 名（介入群 31 名，対照群 70 名）	モニタリングガイドラインの遵守 Hb 値の目標達成までの時間	介入群：薬剤師による貧血管理 対照群：通常治療	・Hb のモニタリングのガイドライン遵守率：介入群 32.3%，対照群 14.3%，p=0.049 ・鉄のモニタリングのガイドライン遵守率：介入群 61.3%，対照群 30.0%，p=0.005 ・Hb 目標値までの平均到達日数：介入群 28 日，対照群 41 日，p=0.135
3) 内田信也，ほか 2018	クレメジン細粒からクレメジン速崩錠に処方変更を行った患者 50 名	服薬についての全体アドヒアランス 服薬行動・服薬意思・服用感・剤形変更における変化について，11 段階の verbal rating scale（VRS）による対面自記式のアンケート	クレメジン細粒から速崩錠への変更	・速崩錠への変更により，服用への積極的な意思，飲みやすさに関する VRS 値は，有意に上昇（順に p=0.036，p<0.001）. ・細粒から速崩錠への変更時に関する VRS 値は，70%の患者が変更についてよいと感じたと回答.
4) Kato H, et al. 2015	降圧薬を処方されていた CKD 合併または非合併の高血圧症患者 90 名	降圧作用の変化 家庭血圧の変化 飲み忘れの有無 医薬品関連費への影響 併用薬に関する患者満足度	アンジオテンシンⅡ受容体拮抗薬とカルシウム拮抗薬の併用療法薬への切り替え	・飲み忘れの改善 ・外来環境下での血圧低下 ・医薬品関連費の減少
5) 下石和樹，ほか 2011	平成 21 年 11 月～平成 22 年 3 月に AST-120 が処方された患者 15 例	AST-120 服用 CKD 患者における酸化ストレスの評価 服薬指導ツールの評価	AST-120 の抗酸化能に関するエビデンスをビジュアル化した服薬指導ツールの使用	・指導により，患者の薬識・病識，コンプライアンスが改善.

ESA：erythropoiesis stimulating agent

文献

1）Bartlett Ellis RJ, et al.：The feasibility of a using a smart button mobile health system to self-track medication adherence and deliver tailored short message service text message feedback. JMIR FORM RES, 3(2)：e13558, 2019.

2）Debenito JM, et al.：Impact of a clinical pharmacy anemia management service on adherence to monitoring guidelines, clinical outcomes, and medication utilization. J Manag Care Spec Pharm, 20(7)：715-720, 2014.

3）内田信也，ほか：クレメジン速崩錠を服用中の患者における服用性アンケート調査とその評価．医学と薬学，76(1)：63-75, 2018.

4）Kato H, et al.：Blood pressure control and satisfaction of hypertensive patients following a switch to combined drugs of an angiotensin receptor blocker and a calcium channel blocker in clinical practice of nephrology. Clin Exp Nephrol, 19(3)：465-473, 2015.

5）下石和樹，ほか：尿毒素吸着剤クレメジン(AST-120)服用患者における能動的服薬指導の有用性評価—エビデンスのビジュアル化効果．日本病院薬剤師会雑誌，47(7)：834-838, 2011.

食事療法

解説

　CKD を管理するためには，食事や運動療法など生活習慣の適正化が重要である．これは，CKD の発症要因となる高血圧，糖尿病，心臓病など生活習慣病により腎機能が低下する生活背景を聴取しながら生活調整を行うことで，CKD 発症や重症化予防につながるといわれているからである．CKD の食事療法では，糖尿病や高血圧，脂質異常症などの生活習慣病の食事療法に関する研究が乏しい．しかし，CKD は，これらの生活習慣病を発症要因とする疾患であることからも，これらの食事療法に準じた管理も必要になってくる．

　CKD の食事療法で特徴的といえるのは，塩分制限や蛋白質制限である．蛋白質制限は，ESKD の時期に出現する尿毒症症状の原因となる尿素窒素の産生を抑制できる効果があることから推奨されていたが，腎機能低下速度の抑制に明らかに有効であるというエビデンスはない[1]．しかし，適切な蛋白質制限は DN の早期に行うことで微量アルブミン量・蛋白尿を減少させる報告[2]がある．同時に，GFR の低下速度を緩やかにする[3]と推奨もされていることから，患者のアドヒアランスや患者周囲の支援体制を十分にアセスメントし，指導介入を行う．ところが，最近では高齢 CKD 患者が多くなり，厳格な蛋白質制限を行うことで，全体の食事摂取量の低下を招き低栄養などからフレイルが高頻度にみられるといわれる[1]．そのため，高齢者における蛋白質制限はフレイル予防が可能な範囲で，蛋白質摂取に伴う尿素窒素や血清リン値の蓄積，蛋白尿の増加などを観察しながら必要に応じた適切な介入が求められる．

　塩分制限においては，多くの研究報告[4-7]から血圧を低下させる[1]．CKD 患者は腎機能の低下に伴い食塩への感受性が高まり高血圧や浮腫などを引き起こしやすい．そのため，CKD 患者にとって食事療法のなかで減塩を行うことは，心血管系イベントを減少させ，CKD 進行要因となる尿蛋白の減少効果もあることから効果的[3]といえる．

　CKD 患者が長期的に QOL を維持するためには，食事療法を効果的に行うことが重要であるといえる．患者が生活のなかで効果的な食事療法が継続できるためには，医療者が患者の生活背景を十分に理解しなくてはいけない．食事時間や食べる間隔，食事のとり方(自宅，外食が多い，学食，食堂など)，好んで食べるもの，調理者は誰かなどである．これらの背景から患者に見合った支援の方法を

管理栄養士や医師などとともに考えて支援する．しかし，食事療法を実行しても
その効果が目に見えないと患者や協力者のモチベーション維持につながりにく
い．その効果を可視化する目的として，24時間尿中のナトリウム排泄量の測定[3, 8]
や，血液データの見方を患者や協力者に指導[9]ことが望ましい．また，患者や協
力者の食事療法への動機付けすることで指導効果を上げる効果があり[9]，患者と
協力者(調理者)の関係性を調整したり，CKDとともに生活することの折り合い
がつけられるように支援することが重要である．

(髙井奈美)

文献
1）厚生労働省「日本人の食事摂取基準」策定検討会：「日本人の食事摂取基準(2020年版)」策定検討会報告書．
2）Narita T, et al.：Determination of optimal protein contents for a protein restriction diet in type 2 diabetic patient with microalbuminuria. Tohoku J Exp Med, 193：45-55. 2001.
3）日本腎臓学会(編)：エビデンスに基づくCKD診療ガイドライン2018．東京医学社．2018.
4）Yu W, et al.：Importance and benefits of dietary sodium restriction in the management of chronic kidney disease patients：experience from a single Chinese center. Int Urol Nephrol, 44：549-556, 2012.
5）Slagman MCJ, et al.：Moderate dietary sodium restriction added to angiotensin converting enzyme inhibition compared with dual blockade in lowering proteinuria and blood pressure：randomised controlled trial. BMJ, 343：d4366, 2011.
6）Vogt L, et al.：Effects of dietary sodium and hydrochlorothiazide on the antiproteinuric efficacy of losartan. J Am Soc Nephrol, 19(5)：999-1007, 2008.
7）Lambers Heerspink HJ, et al.：Moderation of dietary sodium potentiates the renal and cardiovascular protective effects of angiotensin receptor blockers. Kidney Int, 82(3)：330-337, 2012.
8）星野純子，ほか：24時間尿中Na推定摂取量と毛髪中Na量との関連．岐阜県立看護大学紀要，16(1)：89-95, 2016.
9）小川華歩，ほか：保存期腎不全患者の家族における食事療法の協力体制形成過程．広島大学保健学ジャーナル，13(1・2)：13-21, 2016．

食事療法

CQ① CKD 患者（家族・調理者）への食事指導は腎機能維持・改善に効果的か（例：塩分，蛋白，リン）

推奨文 CKD 患者への食事指導は，腎機能の維持・改善に効果があると考えられる．

臨床への示唆

　CKD 患者への食事指導は，指導実施群と未実施群との比較において，蛋白指示量や塩分摂取量が遵守され，有意に腎機能の低下が抑えられ腎機能の維持や改善に効果的であることが多数報告されています．特に CKD 患者への減塩指導による塩分摂取量の低下は，腎機能改善に有効です．蛋白質量を指標とした食事指導では，摂取食品を食品成分表や栄養表示をもとに摂取蛋白質量を積算して管理する「積算法」のほうが，食品中の蛋白質 3 g を 1 単位として食品同士を交換して管理する「食品交換法」より，指示蛋白質量との乖離が生じにくいと報告されています．

　さらに，24 時間蓄尿検査を用いて蛋白質量や塩分摂取量を実際に評価する介入では，蛋白質や塩分の摂取の低下に効果的で，患者アンケートより予想外に蓄尿検査に対する負担も大きくないと報告されていることから，有効な栄養管理といえます．

　また，高齢者への厳しい低蛋白食療法(LPD)は，栄養指導を繰り返し丁寧に行うことで，高齢者の栄養状態に悪影響を及ぼさず，QOL を維持しつつ透析回避に有効であった報告もあります．海外では，e ラーニング教育や家庭訪問によるかかわりを標準ケアとして，eGFR が有意に改善したという報告もあります．

　さまざまな効果的な介入方法が示されていますが，食事という暮らしに大きく影響する，非常に個別性の高い行動の変容には，集団指導より個別的なケアの継続が効果的であることがベースです．

キーワード

chronic kidney disease，diet therapy，nutrition guidance，renal failure，kidney function
慢性腎臓病，食事療法，栄養指導，腎不全，腎機能

レビュー結果(表2-7)

「CKD患者(家族・調理者)への食事指導は腎機能維持・改善に効果的か」という CQ に対して検索を行った．PubMed より1件，CINAHL より2件，医中誌にて7件が選択され，そこに HandSearch にて追加した3件を追加し，計13件の論文を抽出した．HD/PD が対象のものを除外し，対象論文は9件となった．

【介入方法】

継続的な栄養指導・生活習慣修正指導，厳しい低蛋白食療法(LPD)，低リン食栄養指導と食事記録・24時間蓄尿，「積算法」と「食品交換表」の2つの栄養指導法を用いる方法などであった[1-9]．

【介入によるアウトカム】

アウトカムは，eGFR が多く，CKD のステージ，Cr 値，BUN，中性脂肪，血清 Alb 値，尿蛋白，BMI，血圧，生存比較，未透析率，食塩・蛋白・リン摂取量，尿中リン排泄量，FGF23 値，酸化ストレス，食事量(栄養摂取量)，塩分摂取・蛋白質摂取推定値，などであった[1-9]．

介入の効果は，eGFR が指導群では 45.2 ± 13.0 mL/分/1.73 m^2，未指導群で 37.8 ± 13.8 mL/分/1.73 m^2，年間変化量は指導群で -0.76 ± 1.74 mL/分/1.73 m^2，未指導群 -0.76 ± 1.74 mL/分/1.73 m^2 と指導群において有意に腎機能の低下が抑えられ，尿蛋白も指導群のほうが有意に低値であり，栄養指導群で有意に腎機能低下の抑制がなされていた[1]．高齢者への厳しい低蛋白食療法(LPD 蛋白 $0.3 \sim 0.5$ g/kg/日)を 75 歳以上の後期高齢者群，65 歳以上 75 歳未満の高齢者群，65 歳未満の非高齢者群の3群に分けて検討した．繰り返す栄養指導により，腎機能障害進行速度，血液生化学データ，未透析率のいずれにおいても3群間で有意差は認めず，アドヒアランスは良好で栄養状態，QOL も十分維持でき，LPD は高齢患者においても十分な効果を発揮し透析回避に有効であった[2]．

低リン食事指導を受けている患者に食事記録と24時間蓄尿を行ってもらったところ，蛋白質摂取量において，食事記録から算出した値と蓄尿から推定した値との間にきわめて良好な正の相関関係を認めた．蛋白質摂取量とリン摂取量，蛋白摂取量と尿中リン排泄量，リン摂取量と尿中リン排泄量ともに良好な相関関係を認めた．結果，FGF23 値と eGFR には負の相関があることが明らかになった[3]．

一般住民への有酸素運動実践と栄養指導からなる生活習慣修正指導を12週間実施したところ，CKD 群は非 CKD 群に比べ，年齢・中性脂肪および酸化ストレスが有意に高かった．介入により，両群とも最大酸素摂取量の増加，BMI，血圧，脂質代謝の是正に加え，酸化ストレス指標の改善を認めた．また，CKD 群では，糖代謝の改善に加え eGFR が有意に増加するなど腎機能改善効果があった[4]．

蛋白質量を指標とした食事指導では，摂取食品を食品成分表や栄養表示をもとに摂取蛋白質量を積算して栄養管理する「積算法」と，食品中の蛋白質3gを1単

表 2-7　文献レビュー一覧

番号/著者/年	参加者	アウトカム	介入	結果
1) 小林　恵, ほか 2019	栄養指導群 58 名, 未指導群 33 名を対象とした.	終了時の eGFR 尿蛋白, BMI, SBP, DBP, エネルギー摂取量 CKD ステージ, 食塩摂取量	栄養指導ありと未指導	・eGFR は指導群では 45.2±13.0 mL/分/1.73 m², 未指導群で 37.8±13.8 mL/分/1.73 m², 年間変化量は指導群で−0.76±1.74 mL/分/1.73 m², 未指導群 −0.76±1.74 mL/分/1.73 m² と指導群において有意に腎機能の低下が抑えられていた. ・尿蛋白は指導群のほうが有意に低値であった. ・指導群の BMI は維持され, 蛋白質摂取量は減少していた. ・終了時の食塩摂取量においても食事療法基準をほぼ達成していた.
2) 菅野丈夫, ほか 2017	0.3〜0.5 g/kg/日の低蛋白食療法(LPD)を実施した患者 65 例(男性 46 例, 女性 19 例)を対象. 75 歳以上の後期高齢者群(7 例), 65 歳以上 75 歳未満の群(11 例), 65 歳未満の非高齢者群(47 例)の 3 群に分けた.	腎機能障害進行速度, 血液生化学データ, 未透析率, 栄養学的安全性, アドヒアランスと QOL に与える影響	透析導入の回避を希望する高齢保存期 CRF 患者に対し,0.3〜0.5 g/kg/日という厳しい低蛋白食療法(LPD)を導入	・腎機能障害進行速度, 血液生化学データ, 未透析率のいずれにおいても 3 群間で有意差は認めず, LPD は高齢患者においても十分な効果を発揮し, 栄養状態に悪影響を及ぼさず, アドヒアランスは良好で QOL も十分維持できることがわかった. ・こうした良好な結果は, 十分なエネルギー量の確保と, 食事のアミノ酸スコアを高くするという栄養学的な問題がクリアされた, 正しい手法に基づいた食事療法が実行できていることが前提となっており, 繰り返しの栄養指導により患者の食の嗜好が守られ, 外食や旅行などにも対応できるようになっていることによるものであると考えられた.
3) 小林　恵, ほか 2015	外来通院中の安定した, かつ食事記録と 24 時間蓄尿の訓練を受けた CKD 患者 37 例を対象とした.	蛋白摂取量と尿中リン排泄量, リン摂取量と尿中リン排泄量, FGF23 値, eGFR	低リン食栄養指導を受けている CKD 患者で, 食事記録と 24 時間蓄尿の訓練をして, 食事記録と 24 時間蓄尿を行ってもらう.	・蛋白質摂取量において, 食事記録から算出した値と蓄尿から推定した値との間にきわめて良好な正の相関関係を認めた. ・蛋白質摂取量とリン摂取量との間にもきわめて良好な関連を認めた. ・蛋白質摂取量と尿中リン排泄量, リン摂取量と尿中リン排泄量ともに良好な相関関係を認め, FGF23 値は eGFR と有意な負の相関を認めた. ・FGF23 を eGFR で補正した FGF23/eGFR 値と血清リンとの間には弱い正の相関関係を認めた. ・s-Klotho 値で補正した FGF23/s-Klotho 値は, eGFR と有意な逆相関関係を認めた. ・FGF23/s-Klotho 値はリン摂取量との間に良好な正の相関性を認めた.

(つづく)

表2-7 文献レビュー一覧（つづき）

番号/著者/年	参加者	アウトカム	介入	結果
4) 太田雅規, ほか 2013	対象は, 某市の健康増進事業に参加し, 介入前後の結果の得られた市民517名(54.7±11.4歳)とした.	最大酸素摂取量, BMI, 血圧, 脂質代謝, 糖代謝, Cr, 酸化ストレス指標(血漿チオバルビツール酸反応物質), 栄養摂取量, eGFR	eGFR＜60mL/分/1.73m²をCKD群, それ以外をnon-CKD群として, 介入効果を検証した. 12週間の有酸素運動実践と栄養指導からなる生活習慣修正指導	・CKD群(n=107)はnon-CKD群(n=410)に比べ年齢, 中性脂肪および酸化ストレスが有意に高かった. ・介入により, 両群とも最大酸素摂取量の増加, BMI, 血圧, 脂質代謝の是正に加え, 酸化ストレス指標の改善を認めた. ・CKD群では, 糖代謝の改善に加えeGFRが有意に増加した(増加量：2.1±7.9mL/分/1.73m²). ・CKD群において, 最大酸素摂取量の介入による増加が, 独立してeGFRの改善に寄与していた〔オッズ比＝1.22(95%信頼区間：1.04～1.48)〕.
5) 練谷弘子 2011	CKDステージ3であるCRF患者14名を対象	腎機能：BUN 蛋白質量 推定摂取塩分量	食品成分表や栄養表示をもとに摂取蛋白質量を積算して栄養管理する「積算法」と, 食品中の蛋白質3gを1単位とし食品同士を交換して栄養管理する「食品交換法」の2つの栄養指導法について, 摂取蛋白質量やCRFへの影響を後ろ向きに6か月間を比較.	・推定摂取塩分量の変化率では, 積算法は食品交換法に比べ有意に低値を示したことから, 積算法は減塩が成功しやすい栄養指導法であると考えられた. ・蓄尿による推定摂取蛋白質量の結果から, 積算法では指示蛋白質量が遵守されていたが, 食品交換法では増加傾向であり, 積算法は指示量との乖離が生じにくい有用な栄養指導法である可能性が示唆された.
6) 西村一弘 2009	血中Crが上昇し, eGFRが低下した外来通院中のCKD患者を対象	Cr eGFR	24時間蓄尿検査	・24時間蓄尿検査介入前と介入後を比較すると, 蛋白質指示量40g/日に対し, 摂取量49g/日が38g/日に改善した. ・塩分指示量5g/日に対し, 摂取量6.7g/日から4.8g/日に改善した. ・eGFRは46.6mL/分/1.73m²から55.6mL/分/1.73m²に改善した. ・実施後に行ったアンケート調査では遠出ができない, 拘束されるという意見以外は予想に反し負担に感じている回答がなかった.
7) Barahimi H, et al. 2017	テヘランの3つのセンターから無作為に抽出した39人のCKD患者(GFRが60mL/分/1.73m²未満の, 最低学歴9年以上, 紹介から2年以上経過, 個人または近親者がコンピューターリテラシー教育を受けている), 92人の患者が対照群.	GFR	介入群の患者には, eラーニングプログラムが実施され, GFRの変化を6か月後に比較した.	・GFRの平均変化は, 介入グループで7.5±8.9mL/分/1.73m²だったが, 対照群では, −2.3±8.5mL/分/1.73m²であった. ・2つのグループは, 年齢, 婚姻状態, 教育レベル, 平均動脈圧, 血清高密度リポ蛋白質レベルを要因としたGFRの多変量比較が行われ, 介入群におけるGFRでは, 大幅な改善が示された.

(つづく)

表 2-7　文献レビュー一覧（つづき）

番号/著者/年	参加者	アウトカム	介入	結果
8) Jiamjariyapon T, et al. 2017	ステージ 3〜4 の 42 名の CKD 患者が対象として登録された.	eGFR	統合 CKD ケア：コミュニティ CKD ケアネットワーク（地区の医療担当者と村の健康ボランティア）と連携した病院スタッフの学際的なチームによって定期的な家庭訪問，グループカウンセリングを提供. 研究期間は 2 年. 研究期間中の介入群と対照群の間の平均 eGFR の差とした.	・介入群における経時的な eGFR の平均差は，対照群よりも 2.74 mL/分/1.73 m² （95%CI 0.60〜4.50, p＝−0.009）有意に低かった. ・研究期間中に 70 の複合臨床エンドポイントが報告され，対照群と介入群の間で発生率が有意に異なっていた（1,000 人年あたり 119.1 対 69.4, HR 0.59, 95%CI 0.4〜0.9, p=0.03）.
9) Campbell KL, et al. 2014	低ナトリウム食（＜100 mmol/日）を栄養士が指導した高血圧のある CKD ステージ 3〜4 20 名の患者.	eGFR, NTproBNP, 血圧，アディポカイン，蛋白尿〔尿蛋白質-Cr 比（PCR）およびアルブミン/Cr 比（ACR）〕.	2 週間の高ナトリウム（追加の 120 mmol ナトリウムタブレット）と低ナトリウム摂取（プラセボ）を比較したランダム化クロスオーバー試験. 結果は，各クロスオーバーアームに対して対応のある t 検定を使用して比較した.	・高ナトリウム摂取からの低ナトリウム摂取は，末梢血圧（平均±SD）が 159/87±15/10 mmHg と 148/82±21/12 mmHg として血圧低下の利点がみられ，中央値の血圧の減少に反映された. ・eGFR, PCR, ACR, NTproBNP および E/I 比，炎症マーカー，総分子量または高分子量アディポネクチンに変化はみられなかった.

位とし食品同士を交換して栄養管理する「食品交換法」の 2 つの栄養指導法について，CKD への影響を後ろ向きに 6 か月間を比較検討した. 推定摂取塩分量の変化率では，積算法は食品交換法に比べ有意に低値を示した. さらに指示蛋白質量の遵守についても積算法が有用な栄養指導であることが示唆された[5].

24 時間蓄尿検査を用いた栄養指導の効果は，検査介入前と介入後を比較すると，蛋白質指示量 40 g/日に対し，摂取量 49 g/日が 38 g/日に改善した. 塩分指示量 5 g/日に対し，摂取量 6.7 g/日から 4.8 g/日に改善した. eGFR は 46.6 mL/分/1.73 m² から 55.6 mL/分/1.73 m² に改善した. 実施後に行ったアンケート調査では「遠出ができない」「拘束される」という意見以外は予想に反し負担に感じている回答が得られなかった[6]. 海外では，e ラーニングで教育や家庭訪問などの個別ケアを加えた統合的な CKD ケアを継続的に行った結果介入群における eGFR の平均差は有意に低く，介入によって CKD の進行を遅らせるという報告があった[7].

以上の結果から，個別的な教育方法が有効であり，個別教育ができない場合や栄養指導ができない状況では，e ラーニングなどの手段も有効であることも示唆された. CKD 患者の食事指導は腎機能維持，改善に効果的かという問いに対する有効な結果は多くみられていることが示唆された. 今回は，長期にわたる効果については論文が少なく，さらなるデータの蓄積が求められる. CKD の時期の違いによる効果，介入時期や回数なども検証が必要である. また，高齢患者においては，筋力維持も課題であるため，栄養指導に加えて運動療法も併用するなどの効果の検証も必要である.

（レビュー：高岸弘美，臨床への示唆：内田明子）

文献

1）小林　恵，ほか：保存期慢性腎臓病患者における継続栄養指導による腎保護への影響．埼玉透析医学会会誌，8(1)：78-80, 2019.

2）菅野丈夫，ほか：保存療法期の食事療法と栄養指導．腎と透析，83(6)：943-946, 2017

3）小林　恵，ほか：CKD 患者における低リン食栄養指導—FGF23/s-Klotho 値の有用性について．埼玉透析医学会会誌，4(1)：74-78, 2015.

4）太田雅規，ほか：一般住民を対象とした慢性腎臓病に対する生活習慣修正指導の効果．日本循環器病予防学会誌，48(1)：1-8, 2013.

5）練谷弘子：慢性腎臓病(CKD)ステージ 3 である慢性腎不全患者に対する摂取たんぱく質量を指標とした栄養指導法の検討．日本病態栄養学会誌，14(3)：235-240, 2011.

6）西村一弘：外来 24 時間蓄尿検査による評価を用いた CKD 患者の教育効果の検討．東京都医師会雑誌，62(4)：374-377, 2009.

7）Barahimi H, et al.：E-Learning Model in Chronic Kidney Disease Management：a Controlled Clinical Trial. Iran J Kidney Dis, 11(4)：280-285, 2017.

8）Jiamjariyapon T, et al.：Effectiveness of Integrated Care on Delaying Progression of stage 3-4 Chronic Kidney Disease in Rural Communities of Thailand(ESCORT study)：a cluster randomized controlled trial. BMC Nephrol, 18(1)：83, 2017.

9）Campbell KL, et al.：A randomized trial of sodium-restriction on kidney function, fluid volume and adipokines in CKD patients．BMC Nephrology, 15：article number 57, 2014.

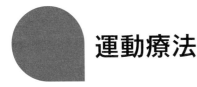

運動療法

解説

　CKD の治療は，急性疾患とは異なり治癒ということではなく ESKD 状態となり RRT を必要とする状態に進展させないこと，CVD の発症抑制ということにある．CKD の進展抑制には，薬物療法，食事療法，運動療法など集学的治療が必要とされることが知られている[1]．透析患者の運動療法に関しては，活動量と死亡率，HRQOL に関連があるという報告があるが，CKD 患者の運動療法単独で腎予後の改善につながるという報告はない[2]．しかし，メタボリックシンドロームや肥満を伴っている CKD 患者にとって運動療法は，高血圧，耐糖能異常，脂質異常症，肥満などを改善する効果があるため，提案することが推奨されている．肥満を伴った CKD 患者では，食事療法や運動療法によって内臓脂肪の蓄積が減少することで CKD 患者の予後が改善できることが期待されている[3]．

　CKD 患者は，心血管系の合併症や腎性貧血，骨密度の低下などさまざまな合併症があり，身体機能は一般的な成人より低下しているという報告がある．加齢や運動不足などの一般的なリスク因子に加えて，炎症，代謝性アシドーシス，天然型ビタミン D の不足といった CKD 患者特有の因子や利尿薬の服用など，さまざまな要因がその発症に寄与していると考えられる．このように CKD 患者は，筋肉代謝異常，食事，腎障害特有の病態から筋力の低下のリスクが多く存在している[4]．

　保存期 CKD 患者の運動療法は，安定した病態の患者に勧められる．CKD を発症する原因はさまざまであり，有する併存疾患も個人差があるため運動を開始するにはリスク評価が必要になる．日本循環器学会が発行しているガイドラインでは，高血圧，糖尿病，脂質異常症，肥満には，運動療法の適応と禁忌を判定するように示されており[5]，適用を確認することが望まれる．しかし，現状では CKD 患者の運動療法開始にあたってその位置付けは明確になっていない．運動療法を開始するには，医師，理学療法士など多職種による評価を行いながら，安全に開始し，実施することが必要である[6]．看護師はその経過や効果を観察し，多職種に報告するとともに相談していくことが求められるであろう．

　本項では，運動療法を行うことでの QOL の改善，腎予後について検討する．

（平野道枝）

文献

1）今井圓裕，ほか：CKD の治療総論．日本腎臓学会（編）：CKD 診療ガイド 2012. pp.51-52，東京医学社，2012.

2）木村健二郎，ほか：CKD と生活習慣．日本腎臓学会（編）：エビデンスに基づく CKD 診療ガイドライン 2013. p.17，東京医学社，2013.

3）日本腎臓学会（編）：第 9 章　肥満・メタボリックシンドローム．エビデンスに基づく CKD 診療ガイドライン 2018. p.53，東京医学社，2018.

4）日本腎臓学会（編）：慢性腎臓病に対する食事療法基準（成人）．慢性腎臓病に対する食事療法基準 2014 年版．p.10，東京医学社，2014.

5）日本循環器学会，ほか：心血管疾患におけるリハビリテーションに関するガイドライン（2012 年改訂版）．pp.22-23, 2020.

6）日本腎臓リハビリテーション学会（編）：〈Part1〉2-(2)-(イ)CKD 患者の運動療法（腎移植患者を含む）．腎臓リハビリテーションガイドライン．pp.33-34, 2018.

運動療法

CKD 患者に対して年齢や身体機能に応じた運動療法を行うことで QOL は改善するのか

推奨文 年齢や身体機能に応じた運動療法を行うことで QOL は改善すると考えられる.

臨床への示唆

　保存期 CKD は高齢者に発症することが多いため,日常生活動作の低下が身体機能の低下につながる傾向にあります.CKD 患者は健康人に比べ,筋肉などの蛋白質の分解が亢進してエネルギーを消耗する PEW(protein-energy wasting)という状態に陥りやすいことと,腎性貧血,骨強度の低下,神経障害などの合併症を生じることから身体機能が低下しているという報告があります.しかし CKD 各ステージに推奨される運動の介入方法は明確にはなっていませんが,運動療法による運動機能維持向上,QOL の維持向上には一定の効果が認められる研究があることから,個別的な支援を行いながら運動療法を開始,継続することが望ましいと考えられています.CKD 看護においては,栄養状態,健康状態の改善,精神的な支援,合併症の予防などを支援しながら,継続的に療養生活が送れるように支援をしていきましょう.特に高齢 CKD 患者の看護では,日常生活動作による身体機能の維持向上という側面を認識し指導することも重要です.処方された運動療法を随時評価しながら,個人に合ったメニューを多職種で考えていく体制づくりも必要です.また何より CKD 患者自身が必要性を理解し納得して運動療法を行うモチベーションを支える支援が大切です.

　今後は,保存期 CKD 患者のステージに合った運動プログラムの開発と長期的な運動効果を検討する研究が進むことを期待します.

●キーワード

chronic renal failure,　renal failure,　nephrology nursing,
exercise therapy,　quality of life
慢性腎不全,　腎機能障害,　腎臓病看護,　運動療法,　生活の質

レビュー結果(表 2-8)

　「CKD 患者に対して年齢や身体機能に応じた運動療法を行うことで QOL は改善するのか」という CQ に対して検索を行った.

　MEDLINE より 89 件,CINAHL より 60 件(重複あり),医中誌にて 26 件の論文が抽出され,タイトルレビューおよびアブストラクトレビューを行い 8 件[1-8)]

の研究論文を抽出した.

【介入方法】

　運動の介入方法は, CKD のステージ 1〜3 の患者に対するウォーキング, サイクリング, ジョギング[5)], ステージ 2〜3 の患者に対するピラティス[3)], ステージ 3〜4 の患者に対するレジスタンストレーニング[4, 7)], ウォーキング[7)], エクササイズバイク[6, 7)], ウエイトトレーニング[7)], ステージ 4〜5 の患者に対する早歩き運動[1)], ウォーキング[8)], そしてステージ 5 の患者に対する全身振動運動[2)] が挙げられた. 運動開始前にはウォーミングアップを行い, 運動終了後にはクールダウンを設定しているものがみられた[3-5)]. ほとんどの研究が 18 歳以上を対象としており[1, 3-8)], Fuzari らによる研究のみ 40 歳以上を対象としていた[2)]. 文献数に限りがあるため, CKD のステージによる運動処方の内容に何らかの傾向がみられるとはいいがたい.

【介入によるアウトカム】

• **運動機能**:6 つの研究で検討されていた[2, 4-8)]. 指標として, 膝伸筋の最大自発的等尺性収縮[2)], 超音波検査による大腿四頭筋厚[2)], 6 分間歩行試験(6-minute walk test:6MWT)[2, 4, 5, 7)], 静的バランス[2)], 2 分間ステップ測定[4)], 起立テスト[4)], 上肢筋力[4)], 長座体前屈[4)], timed up & go test(TUG)[4)], 立ち座り時間(sit to stand test:STS)[5, 7)], 電動トレッドミルで行う運動耐容能試験[8)], $\dot{V}O_2$ peak[4, 6)] が挙げられた.

　Fuzari らによると膝伸筋の最大自発的等尺性収縮および超音波検査による大腿四頭筋は有意な差はみられなかったが, 静的バランスは改善傾向が示された[2)]. 6MWT は, Fuzari らの研究[2)] や Rossi らの研究[7)] では有意差を示さなかったものの, Aoike らによる研究[4)] や Tang らによる研究[5)] において有意な改善が報告されている.

　2 分間ステップ測定, 起立テスト, 上肢筋力, 長座体前屈, TUG はいずれも Aoike らの研究によって有意な改善が示されている[4)]. STS は, Rossi らの研究[7)] では有意差を示さなかったものの Tang らによる研究[5)] においては有意に改善している. 電動トレッドミルで行う運動耐容能試験は, Kosmadakis らによる研究[8)] において有意な改善が報告されており, Aoike らの研究[4)] および Van Craenenbroeck らの研究[6)] においていずれも $\dot{V}O_2$ peak が有意に改善したと報告している.

• **QOL**:QOL の指標は, The Short-Form Health Survey(SF-36)[4, 7)], The Kidney Disease Quality of Life SF-36 Short Form(KDQOL-SF)[1-3, 5, 6)], Functional Assessment of Chronic Illness Therapy-Spiritual(FACIT-Sp)[8)] が挙げられる.

　SF-36 は QOL の包括的尺度と呼ばれ, 8 つの下位尺度〔身体機能;physical functioning, 日常役割機能(身体);role physical, 体の痛み;bodily pain, 全体的健康感;general health, 活力;vitality, 社会生活機能;social functioning, 日常生活機能(精神);role emotional, 心の健康;mental health〕で構成されている.

表 2-8　文献レビュー一覧

番号/著者/年	参加者	アウトカム	介入	結果
1) Calvo-Lobo C, et al. 2019	【包含基準】 ・進行性 CKD 患者 ・18 歳以上の患者 ・CKD ステージ 4～5 で少なくとも 1 年間は腎機能が安定している患者 【除外基準】 ・コントロール不良の高血圧・心不全・運動障害・認知症患者	性別，年齢，身長，体重，BMI，慢性腎疾患歴（年）． 腎機能に関する変数は，Cr，C_{Cr}，尿素クリアランス，GFR，Cr/重量比率． QOL は，The Kidney Disease Quality of Life SF-36 Short Form（KDQOL-SF36™；Spanish Version 1.2）を使用． 腎機能と QOL は，ベースライン時および 1 か月間の運動療法後に測定．	・スペインの運動ガイドライン推奨されている有酸素運動を採用．早歩き（1 日 30 分）もしくは 1 日 8,000～10,000 歩の運動を実施． ・身体運動の測定は，加速度センサー（スズケン株式会社，名古屋，日本）付の歩数計（Kenz Lifecorder，EX 1 軸）で評価．加速度計歩数計は 1 か月間継続して使用され，入浴または睡眠の際には取り外された． ・主要な運動パラメータは，1 日あたりの歩数とした．	・合計 9 名が参加（女性 3 名，男性 6 名，平均年齢 66.22±7.08 歳，CKD ステージ 4 が 5 名，ステージ 5 が 4 名． ・Cr/重量比率で統計的に有意に増加（P=.018）し，他の腎機能の変数は有意な差を示さなかった． ・KDQOL-SF36 の symptoms（症状），effects（腎疾患の日常生活への影響），charge（腎疾患による負担），physical domains（身体領域）で統計的に有意に増加（P<.05）．mental domain（精神領域）には統計的に有意な変化はみられず．
2) Fuzari HK, et al. 2019	【包含基準】 ・40 歳以上の CKD 患者 ・収縮期血圧 140 mmHg 以下，拡張期血圧 90 mmHg 以下，心拍数が 80 bpm 以下． ・ステージ 5 または少なくとも 3 か月間 HD 治療を受けている ・テストや運動に支障をきたす IPAQ で評価する筋骨格系問題がない患者．	膝伸筋の最大自発的等尺性収縮，大腿四頭筋の厚さ，6 分間歩行テスト（6MWT），静的バランス，QOL（KDQOL-SF）．	全身振動運動（whole body vibration：WBV）トレーニング（2 mm または 4 mm の振幅の垂直振動・35 Hz の固定周波数）．1 週間に 2 回，非 HD 日の 3 か月間実施．最初の 2 週間は 2 mm，次に 4 mm となり，振動時間はそれぞれ 1，2，3 か月目で 10 分から 15 分，20 分に増加．1 分間の振動期間と 30 秒間の受動的休息で構成．振動中に半しゃがみ（膝の 30°屈曲）状態を保持．	・対象者 16 名は，実験群 8 名と対照群 8 名に分けた． ・膝伸筋の最大自発的等尺性収縮は，group と time の間に交互作用あり（実験群で有意な増加あり，対照群で有意差なし）． ・超音波検査による大腿四頭筋の結果は両群とも有意な変化はなし． ・歩行距離も両群ともに有意差なし． ・バランスは，静的バランスが実験群のみ変化する傾向あり． ・QOL は変化なし．
3) Rahimimoghadam Z, et al. 2019	【包含基準】 ・運動習慣がなく腎臓専門医から運動の許可がおりている者 ・CKD のステージ 2（GFR：60～89 mL/分/1.73 m²）または 3（GFR：30～59 mL/分/1.73 m²）	性別，年齢，配偶者の有無，仕事，および教育レベルおよび QOL を測定．QOL は，ペルシャ語版 KDQOL-SF を使用し，介入前と介入開始 2 か月後に調査．	介入群にはピラティスのコーチング資格を有するトレーナーがデモンストレーションを行い，運動の重要性を説明．毎週月・水・金の午前 11 時に病院で運動を実施．運動は，ブリッジング，ハンドレッド，ロールアップ，両脚のワンレッグサークル，クローズドレッグのロッカー，シングルストレートレッグストレッチ，ダブルレッグストレッチ，脊椎ストレッチフォワード，シングルレッグキック，上下のサイドキック，サイドキックサークル，レストポジション（ストレッチとリラクゼーション），カーリングの 13 種類で構成．ウォーミングアップと運動の前後に冷却運動を設けた．	・対象者 50 名をピラティス運動群 25 名と対照群 25 名に分類．参加者は 18～65 歳であった． ・実験群における介入後の QOL の合計と各 domain の合計点は，研究開始時よりも有意に高値を示したがコントロール群では有意差はみられなかった． ・両群における QOL domain の開始時と 2 か月後の平均の差には，有意な差があることが示され，実験群のスコアは対照群のスコアよりも有意に高値を示した．

（つづく）

表 2-8 文献レビュー一覧（つづき）

番号/著者/年	参加者	アウトカム	介入	結果
4) Aoike DT, et al. 2018	【包含基準】 ・ステージ3および4 のCKD患者 ・BMI≧25 kg/m² ・18～70歳 ・収縮期血圧＜180, 拡張期血圧＜100 ・血清Hb＞11 g/dL, HbA1c＜8% ・慢性閉塞性肺疾患, うっ血性心不全, 活 動性冠動脈疾患がな い患者	心肺機能, 機能的能力 (6MWT, 2分間ステッ プ測定, 起立テスト, 上肢筋力, 長座体前 屈, TUG), QOL, 睡 眠の質, 臨床データを 介入前, 12週間後, 24週間後に評価. QOLはThe Short- Form Health Survey (SF-36)question- naireで評価.	・運動の強度は軽度から中程度の 強度で, Polar FS-1心拍数モニ ターを使用して制御された. ・運動前に, ストレッチとウォー ムアップ(5分), 終了時にクー ルダウンとストレッチ(5分) 行った. ・運動は8週目まで4週間ごとに 10分ずつ増えて30分間実行さ れた.	・運動群16名, 在宅型運動群14 名, 対照群15名に分類. ・V̇O₂ peakおよびその他の心肺機 能は, 両群で12週間および24 週間後に有意に改善. ・機能的能力は, 在宅型でフォ ローアップ中に改善され(p＜ 0.05), 施設型でも同様の値に 達した. ・QOLの総合点と睡眠の質は両群 ともに改善. 臨床データは群間 での違いは示されなかった.
5) Tang Q, et al. 2017	【包含基準】 ・CKDステージ1～3 ・18～70歳の患者 【除外基準】 ・不安定狭心症, 不整 脈, 重度心不全, 妊 娠中・授乳中の女 性, 精神疾患, 筋骨 格系障害, その他の 重篤な疾患がある患 者	身体機能評価の指標は 6MWT・10回の立ち 座り時間(STS10)で 評価. 心理的状態は Hospital Anxiety and Depression(HAD)と The Self-Efficacy for Exercise(SEE)を採用 し, 前者はHAD-A(下 位尺度: 不安)と HAD-D(下位尺度:うつ) で構成. QOLはThe Kidney Disease Quality of Life(KDQOL-36™) で評価.	運動群が実施する運動プログラム は在宅で行う有酸素運動であり, 介入期間は12週間, ウォーキン グ, サイクリング, ジョギングが 含まれる. 運動強度はRPE 12～ 15, 利用可能な運動場所を自由に 選択でき, 運動はウォームアップ, 運動, クールダウンで構成し, 20～ 30分間実施. 対照群の患者は通常 のケアを受け, ライフスタイルを 継続するよう指示された.	・6MWTとSTS10は, 12週間の 運動トレーニングの後介入前後 に有意な改善が示された. ・運動群のSEEは, 対照群の患者 と比較して有意な改善を示した. ・HAD-AとHAD-Dは介入前後に 有意差がみられた. ・QOLのsymptom/problem list, effects of kidney disease, bur- den of kidney disease, SF-12 PCS, SF-12 MCSのすべての domainは, 12週間の運動後に 平均変化スコアに有意な差を示 した.
6) Van Craenenbroeck AH, et al. 2015	【包含基準】 ・CKDステージ3～4 の患者 【除外基準】 ・冠動脈疾患, 末梢血 管疾患, 脳血管疾患 の既往のある患者 ・妊娠, 18歳未満, 免疫抑制または抗凝 固薬による治療中の 患者, 悪性疾患患者	上腕動脈の血流依存性 血管拡張反応(FMD) による血管内皮機能評 価, 最大酸素摂取量 (V̇O₂ peak), 頸動脈- 大腿動脈間脈波による 動脈硬化, フローサイ トメトリーによる EPCおよびOPC数, 試験管内遊走試験によ る循環血管新生細胞機 能, KDQOL-SFによる QOL	在宅型の中程度の強度の有酸素運 動プログラム. エクササイズバイ クと心拍数トランスミッターが提 供され, 最初の2週間で少なくと も3回のトレーニングが監督され, 次の2週間, 週に1回, 指導者付 きトレーニングが実施. 1日あた り少なくとも40分間の運動を70 日以上実施. 最終評価の前には2 週間連続して運動しなければなら ない. 対照群は身体活動に関する 具体的な指示なし.	・48名を運動群と対照群に分類し た. ・運動によってV̇O₂ peakとQOL が有意に改善された. ・QOLは対照群と比較して, 認知 機能, 睡眠の質, エネルギーレ ベルでの有意な改善が示された. ・血管機能や細胞マーカー(EPC・ OPC)の改善はみられなかった.
7) Rossi AP, et al. 2014	【包含基準】 ・18歳以上 ・ステージ3または4 のCKD患者(GFR＝ 30～59または15～ 29 mL/分/1.73 m²) 【除外基準】 ・狭心症, 安静時息切 れ, 酸素飽和度低下 のある慢性肺疾患, 一過性脳虚血発作を 含む脳血管疾患, 筋 骨格系障害, 人工装 具のない下肢切断, 重度の整形患者, 転 移性悪性腫瘍, 言語 的精神的能力低下の ある患者	身体機能は, 3つのテ スト〔6MWT・立ち座 り時間(STS)・歩行速 度〕で, HRQOLは, SF-36によって評価	運動は, 施設型の運動であり, 心 血管系運動, ウエイトトレーニン グ(レジスタンス), ストレッチ運 動で構成. 自覚的運動強度(per- ceived level of exertion)は13レ ベルで設定. 心血管系運動はト レッドミルウォーキングや固定サ イクリングで構成. ウォーキング やサイクリングの目標は60分間 継続と設定された. 歩数は歩数計 で管理され1日あたり5,000～ 10,000歩が奨励された. ウエイ トトレーニングは上肢と下肢の伸 展と屈曲で構成し, 1～10ポンド の重みではじめは10回反復し, その後15回反復を3セットに増 量した. 週に2回の運動を12週 間(24セッション)継続.	・介入前は運動群と対照群の間で, 身体機能の6MWTとSTSの差 は認められなかったが, 歩行速 度は運動群のほうが対照群より も速かった. ・follow-up期に, 運動群のみで 6MWTとSTS, QOL(身体機能・ 役割機能・エネルギー/疲労レ ベル・一般的な健康度・疼痛の精 神的評価)において有意な改善が みられた.

EPC：endotherial progenitor cells(血管内皮前駆細胞), OPC：osteogenic progenitor cells(骨形成前駆細胞)

(つづき)

表2-8　文献レビュー一覧（つづき）

番号/著者/年	参加者	アウトカム	介入	結果
8) Kosmadakis GC, et al. 2012	【包含基準】 ・ステージ4〜5 CKD患者 【除外基準】 ・年齢18歳未満，妊娠，運動制限のある整形外科患者またはCVDを有する患者	運動耐容能(電動トレッドミルで行う運動耐容能試験，Borgスケール12〜14)，生化学・血液データ(Na, K，重炭酸塩，Ca，リン酸塩，ALP, Alb, Hb, Ht, UA, WBC, Plt, GFR)，QOL(FACIT-Sp)，尿毒症症状スコア(LUSS)，体組成(BMI, DEXA)，血圧と血圧内服薬，心血管系評価	運動群には心拍モニターが提供され，トレッドミル試験中のレベルを参考にRPE 12〜14程度のウォーキングを週5回，最低30分行う個別プログラムが提供された．運動は時間とRPEレベルが日々記録され，最初の月には2回病院の体育館に通い，その後月に1回，運動プログラムの指導を受けた．対照群は，従来の身体活動を継続．	・運動群は18名，対照群は14名が分析対象. ・対象者は6か月間の運動を継続．さらに，対象者はランダムに追加の経口重炭酸塩補給(標的血漿重炭酸塩29 mmol/L)をする群と通常の重炭酸塩療法(標的血漿重炭酸塩24 mmol/L)に各10名ずつに分けられた． ・運動耐容能は，運動群において運動1か月と6か月で有意に改善し，対照群では変化なし．運動群と対照群において，6か月間で血清KとPltにわずかな変化あり． ・運動群は，1か月後に身体のdomainのスコアが改善し，運動群と対照群の両方で，6か月後に家族/社会的domainのスコアが改善した． ・尿毒症症状は，運動群における1か月後の頻度，進行性，全体的影響が減少し，6か月後も維持され，対照群では変化なし． ・BMIは追加の重炭酸ナトリウムを投与した対象者で示され有意な減少を示したが対照群では変化なく，DEXAの評価では運動群と対照群ともに有意差なし．LBM追加の重炭酸ナトリウム投与群で6か月後にわずかに増加． ・血圧は1か月後は両群間に差はなく，6か月後対照群の収縮期のみが低下．運動群2人，対照群6人が血圧の薬を増加した． ・対照群の心血管機能は6か月でストローク量，心拍出量，心拍数が減少したが，運動群では変化なし．

　KDQOL-SFは，腎疾患特異的尺度と包括的尺度(SF-36)で構成されており，腎疾患特異的尺度には，症状(symptoms/problems)，腎疾患の日常生活への影響(effect of kidney disease)，腎疾患による負担(burden of kidney disease)，勤労状況(work status)，認知機能(cognitive function)，人とのつきあい(quality of social interaction)，性機能(sexual function)，睡眠(sleep)が含まれる．

　FACIT-SpはSpirituality尺度を含むQOL尺度として知られており，身体面，社会面，精神面，機能面，spiritualityの項目で構成されている．これらの尺度はいずれも信頼性・妥当性が検証されている尺度である．

　SF-36を指標とした研究では，Aoikeらは総合点が有意に改善[4]したと報告し，Rossiらは下位尺度であるphysical functioning, role physical, general healthが有意に改善したと報告している[7]．KDQOL-SF[1-3, 5, 6]を用いた研究では，Fuzariらは有意な改善がなかったと報告しているものの[2]，Rahimimoghadamらの研究では合計点で有意差がみられたことが報告されている[3]．

　さらに，Calvo-Loboらの研究[1]とTangらの研究[5]ではsymptoms/problems,

effect of kidney disease, burden of kidney disease において有意な改善を示したことを報告し，Calvo-Lobo らの研究[1] では physical functioning においても有意な改善を報告している[1]．Van Craenenbroeck らの研究では，vitality, cognitive function, sleep において有意な改善をもたらしたと報告している[6]．FACIT-Sp を用いた研究では，Kosmadakis らが運動 1 か月後に身体面の項目が改善し，6 か月後には社会面の項目が改善したと報告している[8]．

その他の指標においては，Tang らの研究[5] では The Self-Efficacy for Exercise の改善を報告している．

以上の結果から，保存期の腎不全患者に対する年齢や身体機能に応じた運動療法を行うことにより QOL は改善する可能性が示唆される．運動強度は，自覚的運動強度（rate of perceived exertion：RPE）の 12（「楽である」と「ややきつい」の中間）から 14（「ややきつい」〜「きつい」の中間）とするもの[8] や 12〜15（「きつい」）とする[5] 報告があるため，運動強度設定の際には参考になると考えるが，保存期のステージを考慮した運動処方が求められる可能性がある．今後は，腎機能および心肺機能のみならず，対象者の生活背景に沿った多様な運動の提供が必要となり，長期的な運動効果を検討するための前向き研究が望まれる．

（レビュー：飛田伊都子，臨床への示唆：平野道枝）

文献

1）Calvo-Lobo C, et al.：Aerobic exercise effects in renal function and quality of life of patients with advanced chronic kidney disease. Rev Assoc Med Bras, 65（5）：657-662, 2019.

2）Fuzari HK, et al.：Whole body vibration improves maximum voluntary isometric contraction of knee extensors in patients with chronic kidney disease：A randomized controlled trial. Physiother Theory Pract, 35（5）：409-418, 2019.

3）Rahimimoghadam Z, et al.：Pilates exercises and quality of life of patients with chronic kidney disease. Complement Ther Clin Pract, 34：35-40, 2019.

4）Aoike DT, et al.：Home-based versus center-based aerobic exercise on cardiopulmonary performance, physical function, quality of life and quality of sleep of overweight patients with chronic kidney disease. Clin Exp Nephrol, 22（1）：87-98, 2018.

5）Tang Q, et al.：Effects of individualized exercise program on physical function, psychological dimensions, and health-related quality of life in patients with chronic kidney disease：A randomized controlled trial in China. Int J Nurs Pract, 23（2）：ee12519, 2017.

6）Van Craenenbroeck AH, et al.：Effect of moderate aerobic exercise training on endothelial function and arterial stiffness in CKD stages 3-4：a randomized controlled trial. Am J Kidney Dis, 66（2）：285-296, 2015.

7）Rossi AP, et al.：Effects of a renal rehabilitation exercise program in patients with CKD：a randomized, controlled trial. Clin J Am Soc Nephrol, 9（12）：2052-2058, 2014.

8）Kosmadakis GC, et al.：Benefits of regular walking exercise in advanced pre-dialysis chronic kidney disease. Nephrol Dial Transplant, 27（3）：997-1004, 2012.

運動療法

CQ② 運動療法を行うことで腎予後が改善するか

推奨文 保存期CKD患者に運動療法を行うことで腎機能(eGFR)が改善する可能性はあるが，腎予後の改善につながる確固たるエビデンスがあるとはいえない．

臨床への示唆

　腎臓病患者に対する運動療法を含めた包括的リハビリテーションは確立されていない状況があり，今回のレビューにおいても運動療法に関して腎機能改善につながる明確なエビデンスは明らかになっていません．しかしわが国では，腎疾患患者の身体的・精神的影響の軽減，症状の調整，生命予後の改善などを目的とした支援を示している腎臓リハビリテーションガイドラインが刊行されており，今後は症例数を増やした臨床試験，疫学研究により知見が集積されることを期待しております．

　CKD患者は健康人に比べ，筋肉などの蛋白質の分解が亢進してエネルギーを消耗するPEWという状態に陥りやすいことと，腎性貧血，骨強度の低下，神経障害などの合併症を生じることから身体機能が低下していると報告があり，腎疾患患者のQOLの維持向上の重要な要素といえます．看護の役割としては，日常生活動作を見直し，患者とともに実行可能な運動を考え支援することが身体機能の維持向上の要因となるでしょう．高齢CKD患者も増加しており，腎機能の評価，栄養状態の評価，身体機能の評価などを看護の視点で行い，身体機能低下を予防するとともに精神的なサポートを行うことにより，動機付けの支援にもつながっていくと考えられます．

　さらに，運動療法を腎疾患の包括的プログラムの1つととらえ，医師，理学療法士など多職種との連携をもちながら進めていくことが必要となります．多職種連携においては，看護師が調整役となり取り組んでいくことが期待されています．

●キーワード

chronic renal failure, chronic kidney disease, exercise therapy, physical activity, renal function
慢性腎不全, 慢性腎臓病, 運動療法, 運動活性, 腎機能

レビュー結果(表 2-9)

「運動療法を行うことで腎予後が改善するか」という CQ に対して検索を行った．MEDLINE と CINAHL をデータベースとする EBSCO により抽出された 186 件の論文からタイトルレビューおよびアブストラクトレビュー，研究デザイン(RCT；ランダム化比較試験)により 23 件を選択した．さらに，eGFR を研究参加者のデモグラフィックデータとしてだけではなく，介入のアウトカムの指標として用いている 12 件の論文と 1 件の臨床研究を抽出した(表 2-9)[1-13]．このうち，腎予後の指標とした eGFR に変化が認められたものは，4 件[1-4]であった．

【介入方法】

運動介入の種類は，有酸素運動のみが 6 件，有酸素運動とレジスタンス運動を組み合わせた介入が 6 件であった．運動介入の期間は，12 週から 16 週が 6 件[1, 2, 5, 6, 12, 13]，20 週が 1 件[9]，12 か月以降が 5 件[3, 7, 8, 10, 11]，不明が 1 件[4]であった．

【介入のアウトカム】

運動群において，eGFR の変化が有意に認められた 4 件のうち，2 件[1, 2]は BMI 25 以上の肥満であるステージ 3～4 の CKD 患者を対象としたものであり，介入期間は 12 週と短期間であった．RCT ではないが，CVD を患った eGFR が軽度から中程度低下している CKD 患者を対象に，有酸素運動を 12 週間行った臨床研究[13]では，eGFR が有意に改善し，かつ高密度リポ蛋白質(HDL-C)の変化と有意な正の相関が，トリグリセリドレベルの変化と有意な負の相関があることを示している．上記 2 件においては，運動群の体重減少・脂質代謝改善が認められていることから，肥満のある CKD 患者の腎機能の改善は，有酸素運動による脂質代謝改善の効果によるところが大きいと考えられる．

一方で，ステージ 3～4 の進行性腎機能障害を示す症例を対象に週 3 回の有酸素運動とレジスタンス運動を 12 か月間行った報告[3]では，運動群の介入前 eGFR($mL/分/1.73 m^2$)が対照群に比して低値であった(36.6±10.1, 46.5±20.6)にもかかわらず，介入後は eGFR が改善し，同程度(40.3±18.7, 41.7±18.2)となり，変化率には有意な差が認められた(p＝0.02)．以上は，小規模のパイロット研究ではあるが，eGFR の改善が必ずしも肥満を伴った患者に限ったものではないことがうかがえる．また，Kikuchi ら[4]は，高血圧で多形性心室頻拍のある CKD ステージ 3～4 の患者について，β 遮断薬使用のみの群の eGFR が 12 か月で 36.3±10.3 から 31.8±6.8 に低下したのに対し，β 遮断薬と運動療法を行った群では 35.9±9.8 から 44.8±13.3 に増加し，有意に改善が認められたことを報告している．

以上の 4 件における運動介入群総数は 60 名と少なく，12 件のレビューから，患者の背景や介入方法が類似していても，腎機能改善に対する効果はさまざまであった．したがって，保存期 CKD 患者に運動療法を行うことで腎機能(eGFR)が改善する可能性はあるが，腎予後の改善につながる確固たるエビデンスがある

とはいえない．今後，より多くの症例数及び長期間での前向き介入研究が必要だ
と思われた．

（レビュー：柴田しおり，臨床への示唆：平野道枝）

表 2-9　文献レビュー一覧

番号/著者/年	参加者	アウトカム	介入	結果
1) Baria F, et al. 2014	【包含基準】 ・運動不足 ・肥満(BMI 25 以上) ・CKD ステージ 3〜4 ・男性患者	腎機能(Cr, eGFR) 運動耐容能($\dot{V}O_2$ peak, 6 分間歩行, 椅子立ち上がり)	週 3 回の有酸素運動($\dot{V}O_2$ max の 40〜60%)を 12 週間	・介入群 18 名，対照群 9 名であった． ・対照群に対して，介入群の内臓脂肪と腹囲，およびセンターベースのグループの除脂肪量が有意に減少． ・平均血圧は両群で低下し，eGFR はセンターベースのグループで 3.6±4.6 mL/分/1.73 m² (P=0.03)増加．
2) Aoike DT, et al. 2015	【包含基準】 ・運動不足 ・肥満(BMI 25 以上) ・CKD ステージ 3〜4 の患者	腎機能(eGFR) 運動耐容能($\dot{V}O_2$ peak, 6 分歩行, Timed Up & Go, 椅子立ち上がり, 2 分ステップ)	週 3 回の有酸素運動($\dot{V}O_2$ max の 40〜60%)を 12 週間	・介入群 14 名，対照群 15 名であった． ・介入群で eGFR は増加，血圧も低下した．
3) Greenwood SA, et al. 2015	【包含基準】 ・進行性の CKD ステージ 3〜4 の患者	腎機能(Cr, eGFR) 脈波伝播速度(PWV) 運動耐容能($\dot{V}O_2$ max) 腹囲	週 3 回の有酸素運動およびレジスタンス運動を 12 か月	・介入群 8 名，対照群 10 名であった． ・介入群は 6 か月・12 か月で eGFR が増加し，変化率は対照群に対して有意．PWV および腹囲に関しても有意に低下し，eGFR と PWV は逆相関が認められた．
4) Kikuchi MG, et al. 2017	【包含基準】 多形性 PVC による高血圧症の CKD ステージ 3〜4 患者	PVC・平均心拍数(24 時間ホルターモニタリング), Cr 値, eGFR, および ACR	β 遮断薬の服用と持久性運動(150 分/週から 300 分/週まで漸増)．対照群は服用のみ．	・介入群 20 名，対照群 20 名であった． ・平均心拍数，PVC 数，Cr 値，eGFR，および ACR で，有意な改善がみられた．
5) Miele EM, et al. 2017	【包含基準】 ・ステージ 3 の CKD 患者 46 人	血清総コレステロール, HDL コレステロール(HDL-C), トリグリセリド(TG), 低密度リポ蛋白質コレステロール(LDL-C), HDL 粒子サイズ, eGFR, 体組成およびピーク酸素摂取量($\dot{V}O_2$ peak)	週に 3 回，指導のもとで 16 週間の中強度有酸素運動を実施	・対象者 46 人中，介入群 25 名，対照群 21 名であった． ・いずれのグループでも，経時的な eGFR の変化は観察されなかった． ・介入群では $\dot{V}O_2$ peak で 8.2%の改善があり(P=0.05)，対照群では $\dot{V}O_2$ peak が減少した． ・HDL-C, TG, HDL 粒子サイズ，および体組成は，両グループで変化しなかった．
6) Van Craenenbroeck AH, et al. 2015	【包含基準】 CKD 3〜4 の患者 【除外基準】 CVD のある患者	腎機能(Cr, eGFR) 運動耐容能($\dot{V}O_2$ peak) QOL(SF-36)	家庭で中強度の有酸素運動(1 回 10 分のサイクリング運動を 1 日に 4 回以上)を 3 か月間	・介入群 19 名，対照群 21 名であった． ・介入群は，優位に運動耐容能と QOL を改善した． ・血圧と eGFR は変化しなかった．
7) Howden EJ, et al. 2015	【包含基準】 ・CKD ステージ 3〜4 ・1 つ以上の制御されていない心血管リスク因子を有する患者	運動耐容能($\dot{V}O_2$ peak, 6 分間歩行, METs, 握力, Time up & Go) 腎機能(Cr, eGFR, uPCR, uACR)	エクササイズトレーニングを 2 段階のプログラムで，参加者は 8 週間の指導下でのトレーニングを受けたのち，10 か月間の在宅トレーニングを行った． ＊生活指導あり	・介入群 36 名，対照群 36 名であった． ・運動・生活指導介入により，METs, 6 分間歩行, BMI に有意な改善がみられた．しかし，身体活動度は 6 か月後は上昇していたが，12 か月後は減少していた． ・重篤な副作用はみられず，血圧と eGFR は変化しなかった．

（つづく）

表 2-9 文献レビュー一覧（つづき）

番号/著者/年	参加者	アウトカム	介入	結果
8) Hiraki K, et al. 2017	【包含基準】 ・CKD ステージ 3〜4 ・透析前 CKD 患者 ・男性外来患者	腎機能(eGFR) 握力および膝伸展筋力	加速度計歩数計を装着. 介入群は, 有酸素運動(1日 30 分間の早歩きまたは 1日 8,000〜10,000 歩の歩行)とレジスタンス運動(ハンドグリップ, スクワットなど 20〜30分/回を週 3 回以上)の在宅ベースの運動を 12 か月間実施.	・介入群 14 名, 対照群 14 名であった. ・身体活動量は, 介入群でのみ有意に増加した. ・握力(F=7.0, p=0.01)および膝伸展筋力(F=14.3, p<0.01)は, 介入群でのみ改善した. ・eGFR の変化は両群で有意差はなかった(F=0.01, p=0.93).
9) Leehey DJ, et al. 2009	【包含基準】 ・持続蛋白尿(uPCR>0.2 が 3 か月以上)を有する CKD ステージ 2〜4 の患者 ・肥満(BMI>30) ・2 型糖尿病 ・男性患者	腎機能(Cr, eGFR, uACR, uPCR) 運動耐容能($\dot{V}O_2$ max)	有酸素運動(週 3 回, 段階的負荷)を 2 週間, その後自宅での運動を 18 週間実施	・介入群 7 名, 対照群 4 名であった. ・安静時収縮期血圧と 24 時間蛋白尿のわずかな改善(低下, 減少)がみられたが, GFR, Hb, 糖化ヘモグロビン, 血清脂質, または C 反応性蛋白質(CRP)の改善はみられなかった.
10) Headley S, et al. 2012	【包含基準】 ・CKD ステージ 2〜4 の患者	腎機能(Cr, eGFR) 運動耐容能($\dot{V}O_2$ peak)	週 3 回の有酸素運動($\dot{V}O_2$ peak の 50〜60%) + 低蛋白食(0.6〜0.75 g/kg)を 48 週間	・介入群 10 名, 対照群 11 名であった. ・$\dot{V}O_2$ peak が大幅に増加し, 安静時および歩行時の心拍数が減少し, LDL コレステロールおよび TG が増加したが, 経時的な eGFR の変化率には影響しなかった.
11) Leehey DJ, et al. 2016	【包含基準】 ・持続蛋白尿(uPCR>0.2 が 3 か月以上)を有する CKD ステージ 2〜4 の患者 ・肥満(BMI>30) ・2 型糖尿病 ・男性患者	腎機能(Cr, eGFR, uACR, uPCR) 運動耐容能($\dot{V}O_2$ peak, 6 分間歩行, Timed up & go) QOL(HRQOL, CES-D)	食事療法に加えて, 有酸素運動(60 分×週 3 回) + レジスタンス運動(20〜30 分×週 3 回)を 12 週間, その後 60 分×週 3 回もしくは 30 分毎日の家庭での運動を 40 週間 対照群は食事療法のみ.	・介入群 14 名, 対照群 18 名であった. ・運動介入により運動耐容能は改善したが腎機能(eGFR, uACR)や体組成は改善しなかった. ・SF-36 や CES-D も両群間で変わらなかった.
12) Barcellos FC, et al. 2018	【包含基準】 ・高血圧 ・DM ・CKD ステージ 2〜4	腎機能(C_{Cr}, eGFR), 収縮期/拡張期血圧, 体重, 空腹時血糖値, 脂質, hs-CRP	16 週間(3回/週, 1 回 60 分)の有酸素運動とレジスタンス運動	・介入群 76 名, 対照群 74 名であった. ・両群で eGFR の変化に違いは認めず, 介入群においては hs-CRP と空腹時血糖の有意な減少を認めた.
13) Toyama K, et al. 2010	【包含基準】 ・CVD をもっている ・CKD 患者(eGFR<60 mL/分/1.73 m²)	腎機能(Cr, eGFR) 運動耐容能(AT-$\dot{V}O_2$)	12 週間の運動療法	・介入群 10 名, 対照群 9 名であった. ・嫌気性代謝閾値(AT-$\dot{V}O_2$)および高密度リポ蛋白質コレステロール(HDL-C)レベルが大幅に改善され, トリグリセリドレベルが低下した. ・運動療法は, eGFR も改善した

文献

1）Baria F, et al.：Randomized controlled trial to evaluate the impact of aerobic exercise on visceral fat in overweight chronic kidney disease patients. Nephrol Dial Transplant, 29(4)：857-864, 2014.

2）Aoike DT, et al.：Impact of home-based aerobic exercise on the physical capacity of overweight patients with chronic kidney disease. Int Urol Nephrol, 47(2)：359-367, 2015.

3）Greenwood SA, et al.：Effect of exercise training on estimated GFR, vascular health, and cardiorespiratory fitness in patients with CKD：a pilot randomized controlled trial. Am J Kidney Dis, 65(3)：425-434, 2015.

4）Kikuchi MG, et al.：The effect of the physical activity on polymorphic premature ventricular complexes in chronic kidney disease. Kidney Res Clin Pract, 36(2)：167-174, 2017.

5）Miele EM, et al.：High-density lipoprotein particle pattern and overall lipid responses to a short-term moderate-intensity aerobic exercise training intervention in patients with chronic kidney disease. Clin Kidney J, 10(4)：524-531, 2017.

6）Van Craenenbroeck AH, et al.：Effect of moderate aerobic exercise training on endothelial function and arterial stiffness in CKD stages 3-4：a randomized controlled trial. Am J Kidney Dis, 66(2)：285-296, 2015.

7）Howden EJ, et al.：Exercise training in CKD：efficacy, adherence, and safety. Am J Kidney Dis, 65(4)：583-591, 2015.

8）Hiraki K, et al.：Effects of home-based exercise on pre-dialysis chronic kidney disease patients：a randomized pilot and feasibility trial. BMC Nephrol, 18(1)：198, 2017.

9）Leehey DJ, et al.：Aerobic exercise in obese diabetic patients with chronic kidney disease：a randomized and controlled pilot study. Cardiovasc Diabetol, 8：article number 62, 2009.

10）Headley S, et al.：Exercise training improves HR responses and V̇O2peak in predialysis kidney patients. Med Sci Sports Exerc, 44(12)：2392-2399, 2012.

11）Leehey DJ, et al.：Structured exercise in obese diabetic patients with chronic kidney disease：a randomized controlled trial. Am J Nephrol, 44(1)：54-62, 2016.

12）Barcellos FC, et al.：Exercise in patients with hypertension and chronic kidney disease：a randomized controlled trial. J Hum Hyperrtens, 32(6)：397-407, 2018.

13）Toyama K, et al.：Exercise therapy correlates with improving renal function through modifying lipid metabolism in patients with cardiovascular disease and chronic kidney disease. J Cardiol, 56(2)：142-146, 2010.

腎代替療法意思決定支援

解説

　CKD患者は，腎不全が進行し一定の病期になると，近い将来必要となる腎代替療法(RRT)について検討し，治療法の選択をしなければならない．CKD患者や家族にとって，RRTの選択は，今後の療養生活や人生に影響することとして，大きな意思決定となる．

　2018年に行った455名の透析患者へのアンケート調査[1]によると，透析が必要となったとき，「医療従事者に判断を任せた」31.2%，「医療従事者の説明を聞いて自分で決めた」30.5%，「医療従事者と相談して一緒に決めた」33.2%であった．「医療従事者に判断を任せた」と答えた方の85%がHDを選び，「自分で決めた」「一緒に決めた」と答えた方はHDよりPDを多く選んでおり，54%，64%であった．また，透析が必要といわれたとき，不安に思ったことでは，「治療によって日常生活がどのように変わるのか」が最も多く82.9%，次いで「今まで通りの仕事や家事ができるのか」「体調がどう変化するのか」「食事制限はどのように変わるのか」が50%を超え，漠然とした不安，副作用，家族への負担が続く．現状の療法選択支援でも，まずは病気や治療についての医学的な説明がされるが，患者が不安に思い確認したいことの多くは，治療によって"暮らし"がどのように変化するのかという点である．患者や家族の気がかりにフォーカスをあてたかかわりによって意思決定を支援する必要がある．

　看護者の倫理綱領前文では「看護者は…(中略)…看護の実践にあたっては，人々の生きる権利，尊厳を保つ権利，敬意のこもった看護を受ける権利，平等な看護を受ける権利などの人権を尊重することが求められている」，第4条では，「看護職は，人々の権利を尊重し，人々が自らの意向や価値観にそった選択ができるよう支援する」とし「人々は，知る権利及び自己決定の権利を有している．看護職は，これらの権利を尊重し，十分な情報を提供した上で，保健・医療・福祉，生き方などに対する一人ひとりの価値観や意向を尊重した意思決定を支援する．意思決定支援においては，情報を提供・共有し，その人にとって最善の選択について合意形成するまでのプロセスをともに歩む姿勢で臨む」と解説している[2]．

　また，厚生労働省は人生の最終段階における医療・ケアの決定プロセスに関するガイドライン[3]を平成30年に改訂し，「本人による意思決定を基本としたうえで，人生の最終段階における医療・ケアを進めることが最も重要な原則である」

と示している．RRT の選択は，人生の最終段階における意思決定ではないが，人生の大きな意思決定であるため，この基本・原則を踏襲した支援が求められる．

　上記のように，RRT 選択支援は，特に看護者にとって重要な役割である．さらに，平成 30 年度に腎不全期の CKD 患者への RRT 選択支援が診療報酬により評価されたことを機に，腎不全看護者などにより「患者本人の意思が最も尊重され，本人の希望する生が全うできるよう，そのときその人にとっての最良の意思決定となること」を目標に，さまざまなかかわりが展開されている状況にある．RRT 選択支援は，患者や家族らのこれからの生活や人生，どのように生きていくのかの選択への支援となる．看護者は，患者の暮らし・人生に関心を寄せ，疾病の治癒や回復を目指す「医学モデル」ではなく，患者・家族らと医療者と共同での意思決定を進める SDM のプロセスによって患者の治療法と暮らしとを結びつける．

　患者本人の意思決定を基本とするとはいえ，現在透析治療導入患者の多くは高齢者であり，通常は判断能力が十分であっても，病気や環境の変化による意思決定能力の低下が予測される．このような場合でも「本人には意思があり，意思決定能力を有することを前提に，本人の意思・意向を確認し，それを尊重した対応を行うことが原則である」[4]．本人の意思決定能力は，説明の内容をどの程度理解しているか（理解する力），またそれを自分のこととして認識しているか（認識する力），論理的な判断ができるか（論理的に考える力），その意思を表明できるか（選択を表明できるか）によって構成されるとされている[5]．本人や家族との丁寧なかかわりのなかで，その能力を確認しつつ，意思決定支援を進める．

　がん医療の領域では，診断や再発の告知など患者の生活や生命に影響を与えるような重要な説明を，「悪い知らせ（bad news）」と表現し，患者個々を 1 人の人間として思いやりながら，日本人に適した方法で説明するためのコミュニケーションツールとして「SHARE」を紹介している．これは悪い知らせを伝える際に望むコミュニケーションの 4 つの因子の頭文字をとって「SHARE プロトコル」[6]と呼んでいる．

Supportive environment（支持的な環境設定）

　プライバシーの保持，落ち着いた環境の設定，十分な時間，家族の同席

How to deliver the bad news（悪いニュースの伝え方）

　正直にわかりやすく丁寧に，理解度を確認しながら，質問を促し答える

　はっきり伝えるが「がん」という言葉は繰り返し用いない

Additional information（付加的情報）

　今後の治療方針に加えて個人の日常生活への影響など患者の望む話題を取り上げる

　希望があれば代替療法やセカンドオピニオンについても話し合う

Reassurance and

Emotional support（安心感と情緒的サポート）

　感情表出を促し気持ちを理解する，共感する．家族への配慮

　　RRT 選択のための意思決定支援にも参考となるコミュニケーションツールと考える．

　　看護者はたとえ患者の選択が自分の価値観と相容れないものであっても，患者・家族らが十分な説明を受け，納得して決定した選択を尊重し，それを支え続ける立場である．患者の意思を尊重した，患者にとって最善の選択のための支援は，患者が自分らしく尊厳をもって，自分の生を全うするという人権を尊重し支えぬく実践である．

　　腎代替療法意思決定支援は，CKD 看護者にとって重要な役割であり，以上のような概念やツールを学びながら展開されている．本項では，1つ目の CQ「腎代替療法意思決定支援によって選択する治療法が変化するか」とし，看護者による意思決定支援が患者の療法選択へ影響するかを図るため，アウトカムを選択する治療法が変化するかとした．2つ目は，効果的な介入方法を明らかにしたいと考え，CQ「効果的な腎代替療法意思決定支援方法は何か」とした．

（内田明子）

文献
1）NPO 法人腎臓サポート協会：2018 年会員アンケート結果報告．2018.
　https://www.kidneydirections.ne.jp/wp-content/themes/kidney-web/pdf/report/report_result_2018.pdf(2021 年 4 月 16 日アクセス)
2）社団法人日本看護協会：看護者の倫理綱領．2021.
　https://www.nurse.or.jp/nursing/practice/rinri/rinri.html(2021 年 4 月 16 日アクセス)
3）厚生労働省人生の最終段階における医療の普及・啓発の在り方に関する検討会：人生の最終段階における医療・ケアの決定プロセスに関するガイドライン(2018 年改訂)．
　https://www.mhlw.go.jp/file/06-Seisakujouhou-10800000-Iseikyoku/0000197721.pdf(2021 年 4 月 16 日アクセス)
4）「医療現場における成年後見制度への理解及び病院が身元保証人に求める役割等の実態把握に関する研究」班(研究代表者　山縣然太朗)：身寄りがない人の入院及び医療に係る意思決定が困難な人への支援に関するガイドライン．pp.7-8. 2019.
5）厚生労働省：認知症の人の日常生活・社会生活における意思決定支援ガイドライン．p.4, 2018.
6）竹内麻理：「悪い知らせ」はどう伝えればいい？ SHARE プロトコル．総合診療，28(9)：1214-1215. 2018.

腎代替療法意思決定支援

CQ① 腎代替療法意思決定支援によって選択する治療法が変化するか

推奨文 RRT の意思決定支援のアウトカムとして，治療法(HD，PD，腎移植，緊急導入など)を設定することは，療法選択につながる患者の個別要因やそのときの環境要因も影響しているため，治療法のみをアウトカムに設定することは有用とはいえないが，複合的にとらえて有用であると考えられる.

臨床への示唆

　欧米やオーストラリアなど，多くの国々において，RRT 選択のための意思決定支援が展開されています．各治療法を理解していただくための教育プログラムとともに，共同意思決定(SDM)プロセスを含むプログラムが使用され，そのプロセスに多くの患者が満足しているという報告があります．また，これらの腎代替療法意思決定支援のプログラム使用の結果，治療法の選択が変化するかというよりも，明らかに PD や腎移植を選択する患者が増えています．患者の暮らしなど個別要因や患者を取り巻く環境要因を丁寧に確認し，患者・家族と医療者が共同で進める SDM のプロセスは，患者が治療とともによりよく暮らすために有効であるといえます.

　腎臓病看護にとって SDM のプロセスは，決して新しい概念ではなく，透析患者の看護で多くの看護師が実践してきた，透析患者のセルフケア能力を高めるための介入と共通しています．患者にとって最良の意思決定支援を，これまでに培った力をさらに高度な実践として活用できると考えます.

　患者が RRT の意思決定を進めるには，患者個々のさまざまな要因が考えられますが，腎代替療法意思決定支援のための看護介入は，介入前に患者が漠然ともっていた(希望していた)RRT を変化させるほどの影響があることを，まずは自覚しましょう.

●キーワード

chronic kidney disease, nephrology nursing, renal replacement therapies, shared decision making, peritoneal dialysis
慢性腎臓病，腎臓病看護，腎代替療法，共同意思決定，腹膜透析

レビュー結果(表2-10)

「腎代替療法意思決定支援によって選択する治療法が変化するか」というCQに対して検索を行った．レビューは，PubMed，CINAHL，医中誌を用いて，検索式を用いて，758件の論文が検索された．タイトル・アブストラクトによる一次，二次スクリーニング，および本文による三次スクリーニングを経て，最終的にPubMedより11件，CINAHLは0件，医中誌は0件の論文を抽出しタイトルレビュー・アブストラクトレビューを行い11件[1-11]が選択された．

【介入方法・介入によるアウトカム】

アウトカムとしては，教育的介入を実施した結果に，HD，PD，腎移植，緊急導入のいずれかの治療法が含まれていた文献を主に抽出した．

全文献中，緊急導入をアウトカムにした研究はなかったが，ほとんどの文献がRRTを必要とする対象者であったため，緊急導入を前提とした対象者が含まれていた．アウトカムとして治療法に設定されていた項目は，HD 10件[2-11]，在宅透析（PD＋在宅HDの合算）1件[8]，PD 11件[1-7, 9-11]，在宅HD 4件[9-11]，腎移植[1, 3, 4, 8, 10]，保存的治療（非導入，透析拒否）であった．介入プログラム後の評価は，プログラム終了後の透析導入時[3, 5, 7-9, 11]，透析導入1か月後[4]，透析導入2か月後[2]，透析導入3か月後[6]，プログラム開始から6か月後[10]，プログラム開始から12か月後[1]と，介入プログラムにより評価の時期は異なっていた．

このうち，教育プログラムの導入前後で，介入群と非介入群の治療法の変化率を明確に比較していたのは，Maaroufiら[4]の，プログラム開始前後の同一患者での治療の変化を示したことにより，患者が自分に合った療法選択ができ，療法選択の変化がみられ，情報提供の有用性を説明した文献である．また，Hankoら[10]は，中心静脈カテーテルによる透析導入患者を対象に腎トリアージナースがいることの効果を，介入群と非介入群の治療法の選択率および比較対照の施設の選択率とを比較しており，RRTがより効果的にできることを明らかにしていた．他は，Prieto-Velascoらは介入群・非介入群合わせた治療法の選択の前後の比較であった[3]ため，介入前後の明確な比較はできない．また，PDファーストのための教育プログラム[6]であったため，治療法の選択のためのアウトカムとしては，必要項目が不十分と判断された．

その他のアウトカムの指標として，療法選択に影響を与える患者要因[7]，患者のCKDステージ，ユニットの特性なども設定されており，患者特性については，全研究の調査項目に含まれていた．

以上の結果から，腎代替療法意思決定支援により，選択する治療法は変化していたといえるが，研究手法として，①教育プログラム介入前後の患者が選択する治療法の比較，②同時期で介入群・非介入群の患者が選択する治療法の比較をする必要があると考える．また，今回，患者要因が治療法の選択に影響を与えていたことから，一概にアウトカムの指標として治療法のみが妥当であるとはいえないが，今後，治療法をアウトカムに設定する場合は，HD，PD，在宅HD，腎移

植，保存的治療(非導入，透析拒否)の項目を含めた研究設計が望まれる．

（レビュー：松井瞳，臨床への示唆：内田明子）

表 2-10　文献レビュー一覧

番号/著者/年	参加者	アウトカム	介入	結果
1) Lee CT, et al 2019	2016 年 1 月〜2017年 12 月に新規透析導入した ESKD 患者．2016 年 298 名．2017 年 310 名．	12 か月後の RRT の選択	SDM プロジェクト：インターネットベースの患者教育プログラム(eHIS 注文システム，患者意思決定支援，スマートシステムを使用)により設計されており，2017 年 1 月より導入した．	・220 名(71%)の患者が RRT の SDM を完了し，66 名が PD，67 名生体腎移植，うち 18 人の患者が手術を受けた． ・2016 年と比較して，2017 年の RRT の SDM 導入後の生体腎移植(38.5%)と PD(112.9%)が増加した．
2) Marrón B, et al. 2016	2012 年ポーランド，ハンガリー，ルーマニア の 25 の ICS クリニックで透析を開始した 626 名の患者	透析開始時の RRT，患者を紹介された時期，PD の発生率	RRT 教育は RRT への移行に対する全体的なアプローチのことであり，内容は統一されたものではなく，腎臓専門医からの頻繁な情報提供，一般開業医その他スタッフによる支援的かかわり，教材(パンフレット，DVD)，患者との面談などのことである．	・情報提供から透析開始までの期間は 2 か月(中央値)であった． ・547 名中 436 名(80%)がモダリティ教育を受けていた．そのうちの 382 名(70%)が HD，54名(10%)が PD を選択した．
3) Prieto-Velasco M, et al. 2015	2010 年 9 月〜2012年 5 月，スペインの26 医療機関で RRT または保存期のすべての CKD 患者	構造化教育プロセス(EP)受講後の RRT 選択と最終的な RRT 選択とその割合	PDA を使用した EP；患者の意思決定支援を含む RRT 選択のための共有意思決定プロセスと教育プロセス	・教育プロセスを受講 569 名(EP群)．非 EP 群は 77 名． ・受講後 HD 246 名(43.3%)，PD 257 名(45.1%)，生体腎移植(Tx)18 名(3.2%)，保存的治療 48 名(8.4%)を選択． ・その後，合計 399 名(EP 群 322名＋非 EP 群 77 名)の患者が治療を開始し最終的には，HD 214 名(53.6%)，PD 159 名(39.8%)，Tx 5 名(1.3%)，保存的治療 21 名(5.3%)であった． ・EP 群のほうが有意に多く PD を開始(p<0.0001)． ・EP 群の患者は，非 EP 群よりもモダリティの一致率が高かった．

（つづく）

表 2-10　文献レビュー一覧（つづき）

番号/著者/年	参加者	アウトカム	介入	結果
4) Maaroufi A, et al. 2013	慢性腎疾患(GFR<20 mL/分/1.73 m²)の患者または HD 導入開始 1 月未満の患者で 2009 年 1 月~2011 年 6 月までの間に, 情報提供を受けたことがない患者	透析導入前患者の RRT と導入 1 か月後の RRT および透析導入 1 か月未満の患者の RRT と 3 か月後の RRT	情報配信プログラム(ドキュメント配信, 透析療法のプレゼンテーション), 治療にかかわってきた看護師に話を聞くこともできる. 希望があれば, 腎臓内科の専門医と面談することもある.	・透析未導入 177 名に情報提供を実施. ・提供前は HD 49 名(28%), PD 82 名(46%), 未定 34 名(19%), 透析拒否 12 名(7%)であった. ・その後 92 名が RRT 開始 1 か月 HD 65 名(71%), PD 22 名(24%), Tx 5 名だった. ・透析導入 1 か月未満 51 名に対して, 情報提供を実施. ・HD 26 名(51%), PD 14 名(27%), 未定 11 名(22%)であった. ・3 か月後には HD 44 名, PD 18 名であった. 未定者 11 名が HD を選択. ・多変量解析により, PD 選択患者は年齢が高く, BMI 低値, 選択理由は在宅治療であることが挙げられた. 透析拒否患者は高齢であった.
5) Ribitsch W, et al. 2013	2004~2008 年オーストラリアグラーツ医科大学腎臓内科外来に通院した CKD 患者で 1 年以内にステージ 5 が見込まれる患者	INDAIL プログラム群と非教育群の RRT(HD か PD)選択率	透析前教育 INDIAL プログラムとは, 腎臓内科の看護師と専門医によって作成されたプログラムであり, 2 日間連続して, CKD ステージ 5 の患者グループ(最大 6 名まで)とその家族に対して, CKD の基本的な病態生理, RRT(HD, PD, Tx を含む)の説明, カウンセリングなどを実施する.	・4 年間の CKD ステージ 5 の患者は, 227 人であった. ・このうち, 70 名の患者(30.8%)が教育プログラムに参加し(以下, 教育群), 157 名(69.2%)が透析前のカウンセリングを受けなかった(以下, 非教育群). ・教育群は, HD 選択者は 32 名(45.7%), PD 選択者は 38 名(54.3%)であった. ・非教育群は, HD を選択したものは, 113 名(72%), PD を選択した者は 44 名(28%)であった(p<0.001)
6) Liebman SE, et al. 2012	2004 年 1 月から 2009 年 9 月の間にロチェスター大学で透析療法の教育を受け, その後透析療法を開始した全患者 217 名.	透析モダリティ教育終了時点の RRT(治療方法, 未定, 非導入)と実際の RRT(3 か月後)	透析モダリティ教育は腎臓内科医から紹介を受けた後, 腎臓病の認定看護師による 1 回の訪問も含まれた. 患者は全 RRT を説明しているビデオの視聴, 何回でも不明点は質問できた. HD 病棟および PD 病棟の見学もできた.	・2004 年~2009 年の 6 年間 217 名が, 透析モダリティ教育を受け, 2 週間後に透析治療を開始したのが 217 名だった. ・217 名中教育前に PD を選択した 124 名, PD 以外を選択したのが 93 名だった. ・PD を選択した 124 名のうち, 最初の治療法として PD を選んだのは 59 名, HD は 65 名だった. ・91 日目, HD から PD へ移行したのは 4 名だった. ・モダリティ教育を受けて, PD 以外を選択した 93 名は, 治療開始前 41 名が HD を選択していたが, 実際の治療法は PD 1 名, HD 40 名だった. ・多変量解析により, 91 日目の HD 患者は, 75 歳以上の高齢者であり, 白人でなく, 非糸球体に起因する疾患であった.

(つづく)

表 2-10　文献レビュー一覧（つづき）

番号/著者/年	参加者	アウトカム	介入	結果
7) Chanouzas D, et al. 2012	eGFR 25 mL/分/1.73 m² 以下の不可逆的な全 CKD 患者	療法選択に影響を与える 20 の要因，RRT	透析前教育プログラムは家庭訪問が 2〜4 時間行われ，リーフレット，ブックレット，DVD，口頭，文書による情報提供．透析看護師との面談，HD/PD の病棟訪問，治療中の患者にも話を聞く．教育プログラムは，3 か月ごとに実施，患者と家族は各療法に必要なライフスタイルと食事療法に関する説明を受け，全患者は 4 週間以内に療法選択について話し合い，教育後 3 か月以内に決定をすることを推奨されている．	・アンケートの返信は 118 件であった（回収率 48.7%）． ・全患者の 77% が教育プログラムにより，療法選択するのに十分な情報が得られたと感じていた． ・63% の患者が選択した治療法が医学的に有用であると感じていた． ・患者の 82 名（70%）が HD，24 名（20%）が PD，12 名（10%）が CM（保存的管理）を選択した． ・患者の平均年齢が，PD を選択した者は 55.4 歳，HD は 68.1 歳，CM 84.1 歳と，年齢と療法選択には有意に関連がみられた（P＜0.001）． ・同様に，合併症の程度は療法選択と関連しており，PD を選択した患者は Charlson index（CI）スコアの平均が，HD 患者 5.8，CM 7.7 と比較して有意に 4.1 と低かった（P＜0.001）．
8) Lacson E, et al. 2011	2008 年に，北米 Fresenius Medical Care 全施設で，長期透析を導入し（中央値 3.4 か月），治療オプションプログラム Attendees of a national treatment options program（TOPs）に参加した患者．	PD，HD の選択者，初期（導入 90 日目）の死亡リスク割合	TOPs プログラムを開始 3 か月前に TOPs リーダーを決め，月 1 回の講習を受け十分な説明力や知識向上のための電話会議を実施，最終的にリーダーは 300 名以上．教材は標準化された容易に入手可能なもの，初回は集団で行い，30，90，180 日目に患者に連絡をとる．①療法選択，②患者ごとの腎機能，状態，透析アクセス，③情報を紹介医にフィードバック．	・TOP は 2006 年 8 月〜2008 年 12 月で実施，合計 20,057 名の CKD 患者が参加． ・参加者は終了時に透析療法選択を求められ，施設内 HD を 5,400 名（26.9%），在宅透析は 4,878 名（24.3 名），生体腎移植 2,512 名（12.5%）で，非導入 337 名（1.6%）を選択，未定が 6,930 名（34.5%）． ・この年 12 月までに，TOPs を受けた患者の合計 5,565（27.7%）が透析療法を開始した． ・TOPs に参加した患者の 25% が在宅透析を開始したが，TOPs 非参加群は 3.3% が在宅透析を開始した，主に選択された在宅透析は PD であった．
9) Rioux JP, et al. 2011	2005 年 1 月〜2009 年 12 月透析開始前に専門看護師による CKD 教育受講し，退院前に専門看護師による RRT のマルチメディア教育を受けた者．	退院時に選択した透析法；在宅透析（PD または HHD），施設内 HD	在宅透析を第一選択という施設方針のもと，PD および HHD に精通した専門看護師が，マニュアル，フリップチャート，パンフレット，DVD を使用した，医師も参加し透析療法に関するマルチメディア教育を提供した．家族同席の面談，電話面談，PD・HHD 病棟訪問，移植コーディネーターとの面談などを行い，患者の価値，能力，ライフスタイル，および RRT のニーズを評価し，一致させることを目標に介入．	・232 人の患者が入院中に施設内 HD を緊急導入し，専門看護師による教育を受け，最終対象者は 228 人であった． ・そのうち，在宅透析は 71 名（31%）が選択した（49 名が PD，22 名が HHD），施設内 HD は 132 名であった． ・退院後 3 か月，HHD を選択した全患者は選択された治療のままであり，5 名の PD 患者（10%）が HD に切り替わった．

（つづく）

表 2-10　文献レビュー一覧（つづき）

番号/著者/年	参加者	アウトカム	介入	結果
10) Hanko J, et al. 2011	2005年1月1日〜2008年12月31日透析導入時CV経由のHDを開始し，180日以上経過した成人患者，比較対象として，集学的透析前クリニックにて180日以上経過しRRTを開始した全患者．	RRT(HD，PD，腎臓移植)の割合；教育群と非教育群の180日後の比較	RTN(腎トリアージナース)は以下を行う ①患者と家族らとの面談，メディカルソーシャルワーカー(MSW)による家庭環境評価． ②治療への適合性：各治療の禁忌事項が書かれた基準を使用し評価． ③教育：面談中に，RTNは患者の言語，リテラシー，教育，治療法の好みを考慮した学習スタイルで行った．個別カウンセリング，書面素材，オーディオ/ビジュアル素材，ウェブブラウジング，グループディスカッション．資料は，米国腎臓財団(NKF)およびカナダ腎臓財団のBaxter Healthcareから入手した．「患者：腎臓」というタイトルのBCPRAが作成したDVDを見る． ④治療の選択：禁忌またはデメリットがあるとわかった場合は考慮する．腎臓移植希望者には，腎臓移植専門医のコンサルテーション． ⑤フォローアップ：RTNは，RRTが決定するまで，患者を長期にわたりフォロー．	・4年間で，309人の患者がRRTを開始し，全患者が初期にCVカテ経由でHDを受けていた． ・そのうち180日後にRRTでHD導入した患者は78名，180日後にRRTをしなかったHD施行の患者は231名であった(回復，死亡，腎臓移植など)． ・78名中，RTNの教育的介入があったのは36名で，非介入群は42名であった． ・180日後に，教育的介入のあった36名中，RRTでHD導入は26名，PD7名，HHD1名，生体腎移植2名であった． ・非介入群ではHD36名，PD3名，HHD1名，生体腎移植2名であった． ・MPCで180日以上経過した患者でRRT開始したのは192名で，そのうち2006年1月5日〜11月6日にRRT開始したのが94名で，療法選択はHD66名，PD16名，HHD1名，LD11名であった．2006年12月1日〜2008年12月31日にRRT開始したのは98名で，RRTはHD59名，PD39名，HHD3名，生体腎移植が10名であった．
11) Zhang AH, et al. 2010	2001年1月〜2007年12月トロントの集学的CKDクリニックのUniversity Health Networkに参加したCKD患者	RRT別の患者要因，潜在的要因	University Health Networkはチームアプローチによって行われ，腎臓専門医，看護師，栄養士，ソーシャルワーカー，薬剤師によって構成されている．口頭での説明，資料，ビデオ視聴を利用した多次元教育プログラムである．	・対象CKD患者は486名の患者であり，153人がRRTを開始した．そのうち59名は施設内HD(CHD)，15名は在宅HD(HHD)，79名は在宅PDであった． ・HHD患者は，CHD(62±16歳)またはPD(64±16歳)を選択した患者よりも若かった(48±15歳)．

文献

1）Lee CT, et al.：Shared Decision Making Increases Living Kidney Transplantation and Peritoneal Dialysis. Transplant Proc, 51(5)：1321-1324, 2019.

2）Marrón B, et al.：Type of referral, dialysis start and choice of renal replacement therapy modality in an International integrated care setting. PLoS One, 11(5)：e0155987, 2016.

3）Prieto-Velasco M, et al.：The Concordance between Patients' Renal Replacement Therapy Choice and Definitive Modality：Is It a Utopia? PLoS One, 10(10)：e0138811, 2015.

4）Maaroufi A, et al.：Patients' preferences regarding choice of end-stage renal disease treatment options. Am J Nephrol, 37(4)：359-369, 2013.

5）Ribitsch W, et al.：Effects of a Pre-dialysis Patient Education Program on the Relative Frequencies of Dialysis Modalities. Perit Dial Int, 33(4)：367-371, 2013.

6）Liebman SE, et al.：Differences Between Dialysis Modality Selection and Initiation. Am J Kidney Dis, 59(4)：550-557, 2012.

7）Chanouzas D, et al.：What influences patient choice of treatment modality at the pre-dialysis stage? Nephrol Dial Transplant, 27(4)：1542-1547, 2012.

8）Lacson E, et al.：Effects of a Nationwide Predialysis Educational Program on Modality Choice, Vascular Access, and Patient Outcomes. Am J Kidney Dis, 58(2)：235-242, 2011.

9）Rioux JP, et al.：Effect of an in-hospital chronic kidney disease education program among patients with unplanned urgent-start dialysis. Clin J Am Soc Nephrol, 6(4)：799-804, 2011.

10）Hanko J, et al.：Dedication of a nurse to educating suboptimal haemodialysis starts improved transition to independent modalities of renal replacement therapy. Nephrol Dial Transplant, 26(7)：2302-2308, 2011.

11）Zhang AH, et al.：Dialysis modality choices among chronic kidney disease patients：identifying the gaps to support patients on home-based therapies. Int Urol Nephrol, 42(3)：759-764, 2010.

腎代替療法意思決定支援

CQ② 効果的な腎代替療法意思決定支援方法は何か

推奨文 効果が確認されている意思決定支援方法はないが，共同意思決定（SDM）を活用すること，患者にとって現実的かつ最良の目的を検討すること，多職種と連携しながら集学的チームの中心的役割を果たすこと，各 RRT および非導入についてメリットと課題を示すこと，療法選択後どのように日常生活が変化するか，ライフスタイルに焦点をあてること，患者や家族と共有する時間を長くもつこと，意思決定に用いることができる時間を確保できるように患者へセルフマネジメントのための教育をすること，意思決定のニーズに沿って支援すること，これらのことが意思決定支援において有用であると考えられる．

臨床への示唆

　効果的な意思決定支援の提案として，意思決定支援実施の時期は，ガイドラインでは GFR 15～30 mL/分/1.73 m² に至った時点，あるいはその前後を勧めていますが，病状の進行速度や患者や家族の要望を確認し，ステージにこだわらず個別的に検討される柔軟さが必要です．RRT 選択への意識が高い時期を見逃さないように注意しましょう．特に高齢者では急激な状態悪化が考えられるので，カリウム，塩分，水分摂取量などに注意し体調をキープしつつ，じっくり療法選択できるための時間を確保することを勧めます．患者や家族と共有する時間を長くもつことで，患者の真意や価値観が共有でき，ライフスタイルに焦点をあてた介入が期待できます．

　また，患者・家族は自力で治療法と暮らしを結びつけることが困難ですので，説明には生命予後だけでなく日常生活の快適さや治療負担など現実的な情報が重要です．腹膜透析ガイドラインでは患者によって提供する情報の選別は行わないとありますが，非導入（保存的腎臓療法）については，患者のニーズやレディネスに配慮し，医療チームで検討し説明の時期やタイミングに注意が必要です．

　医療者と患者が，双方の情報を共有しながら一緒に共同で意思を決定していく SDM のプロセスは，意思決定支援において有用性が検証されており，時間とマンパワーが必要ですが，特に繰り返し行うことがより効果的です．

●キーワード

renal replacement therapy, modality selection, renal failure,
nephrology nursing, shared decision making
腎代替療法，療法選択，腎不全，腎臓病看護，共同意思決定

レビュー結果(表2-11)

「効果的な腎代替療法意思決定支援方法は何か」という CQ に対して 10 年間の検索を行った．CINAHL より 56 件，PubMed より 45 件，医中誌より 101 件の論文を抽出し，タイトル・アブストラクトレビューを行い 8 件[1-8] を抽出した．介入研究なし．

【アウトカム】

SDM については特に高齢者とその家族へ RRT や非導入・保存的なかかわりについて説明する際，繰り返しの SDM が必要であることが挙げられていた[1]．

高齢者が療法選択する際には生命予後よりも日常生活の快適さ，治療の負担軽減，QOL などが重要であり，患者にとって現実的かつ最良の目標を決めるために，①医学的判断，②患者の意向，期待，心理社会的状況，③生命予後を勘案することが必要である[2]．

多職種と連携しながら集学的チームの中心的役割を果たすことについては，看護師は集学的チームで中心的役割を担いやすい．先に述べた患者にとって現実的かつ最良の目標を決めるためには医師やソーシャルワーカーなどの多職種のかかわりが必要であり，複数の職種のコーディネートは重要である[3]．

各 RRT および非導入についてメリットと課題を示すことについては，療法選択後どのように日常生活が変化するか考えるうえでも重要なものである．高齢者では非導入および保存的なかかわりを選択する場合があること[1,4]，先行的腎移植についても患者へ説明すべきである[5] としている．また日常生活の変化は，患者個々により異なるため，患者のライフスタイルに焦点をあて[6]，患者や家族と共有する時間を長くもつことで患者理解につながる[3]．

意思決定に用いることができる時間を確保できるように患者へセルフマネジメントのための教育をすることについては，治療の計画導入が望ましいため意思決定に用いることができる時間を確保する必要がある．特に高齢者では急激な状態悪化により十分治療法を検討することなく導入を迫られることもある．そのため療法選択と同時に急激な状態悪化を避けるためにセルフマネジメントについて患者教育を行う[7]．

意思決定のニーズに沿って支援することについては，意思決定のニーズには 5 つのステージがある．これらステージは前進することもあれば後退することもある．各ステージで患者がどのような状態になると次のステージに進むか，もしくは戻るか示されている[8]．介入方法は今後の研究課題であるが，どのような視点で支援をすればよいか示唆を得るものである．

以上の結果から，明確な効果を示すことはできないが，これらのことが意思決定支援において有用であると考えられる．今後効果の評価がされた意思決定支援プログラム開発の研究が望まれる．

（レビュー：田村由衣，臨床への示唆：内田明子）

表 2-11 文献レビュー一覧

番号/著者/年	研究デザイン	参加者	アウトカム	介入	結果
1) Rosansky SJ, et al. 2017	文献レビュー	高齢腎不全保存期患者	——	——	・高齢者は透析導入後に併存疾患を起因として死亡する例が多く存在している.新しい透析患者は一般的に,非透析の保存的な管理オプションについて知らされていない. ・透析非導入を含めた十分な説明が必要である.医療提供者,患者,およびその家族への早期に繰り返しの共有意思決定支援で,透析と保存的管理のリスク,負担,利益,症状や臨床状況を考慮する必要がある. ・そして説明には患者の人生における目標などを含める必要があり,繰り返しの SDM が必要である.
2) 小松康宏, ほか 2016	総説		——		・patient centered care(PCC)は高齢腎不全患者においてはより重要である. ・PCC 実践には①患者の価値観,意向,求めているニーズの尊重,②医療サービスの連携・統合,③情報提供,コミュニケーション,患者啓発,④療養の快適性,⑤患者・心情面へのサポート,⑥家族・友人の意思決定・介護への関与などがある. ・高齢者が療法選択する際には生命予後よりも日常生活の快適さ,治療の負担軽減,QOL などが重要であり,患者にとって現実的かつ最良の目標を決めるために①医学的判断,②患者の意向,期待,心理社会的状況,③生命予後を勘案することが必要である.
3) Walker R, et al. 2012	記述探索的アプローチ	11 人の CKD 保存期ケアに携わる看護師	——	——	・患者と多くの時間を共有することの重要性. ・少数民族などの文化の違いから生じる問題が生じていること. ・高度な看護実践のために看護の自律性が重要である.
4) 竜崎崇和 2011	総説	腎不全高齢者	——		・高齢者の定義や腎不全医療そのものが高齢者医療といえる状態であること. ・高齢者の病態を考慮した透析が必要であること. ・透析患者の通院と介護保険制度とその問題点,緩和医療について示されている. ・高齢の透析患者は透析中止や非導入も考慮する必要があるため,それらのガイドライン作成をするべきである.
5) 伊藤 純, ほか 2010	総説		——	——	・CKD の概要と合併症管理についてや日常生活上の制限,注意について,RRT の選択について記述されている.療法選択では RRT 各々のメリットとデメリットについて記述されており,特に腎移植では先行的腎移植についても患者へ説明すべきと述べている.

（つづく）

表 2-11　文献レビュー一覧（つづき）

番号/著者/年	研究デザイン	参加者	アウトカム	介入	結果
6) Stephenson MD, et al. 2018	文献レビュー	——	——	——	・腎疾患すべての段階にある患者にとって，意思決定に関する最良のエビデンスは何かという問いに対し，SDM に関する要因，意思決定支援，意思決定支援のための予後とリスク予測，ガイドラインについて推奨レベルを提示し文献レビューしている． ・医療者やピアメンバーらによるオリエンテーションや CKD ステージ 4 における情報提供推奨のためのガイドライン作成，透析非導入患者に対する正式な経路開発の必要性が述べられている． ・医療者は患者と家族の準備，さまざまな RRT の知識と治療法選択後のライフスタイルへの影響に焦点を合わせる必要があることを報告している． ・緊急透析導入患者への教育プログラム（UPS-EP）において意思決定ツールを使用し，大多数の患者が意思決定を行えたとある． ・SDM と治療満足度が相関関係にあることなどを取り上げている． ・意思決定の支援にはオーストラリアとニュージーランドのチームによる意思決定支援 My Kidneys, My Choice があり，そのなかでは ESKD 患者にとって最重要選択要因はライフスタイルの懸念であることを述べている．
7) 杉田和代，ほか 2011	事例報告	外来看護師	——	——	・大学病院外来にて超高齢患者が療法選択をする際の問題と支援について述べられている．超高齢患者では RRT の情報提供だけでなく，患者自身が療法選択するまで体調の変化の徴候を把握する方法や対処方法などの説明，多職種との調整を行い，患者・家族を支援した
8) Loiselle MC, et al. 2016	個別インタビューとフォーカスグループによる質的記述的研究	個別インタビュー 17 人，2 人のピアヘルパー，8 人の医療専門家 フォーカスグループには 5 人の看護師	意思決定ニーズ	——	意思決定ニードには 5 つの移行するステージがある． ①透析受け入れに向けて進める ②情報を受け取る ③内省に時間をかける ④他者からの意見やサポートを求める， ⑤選択を再評価する ・ステージは前進することもあれば後退することもある

文献

1) Rosansky SJ, et al.：Treatment decisions for older adults with advanced chronic kidney disease. BMC Nephrol, 18：article number 200, 2017.
2) 小松康宏，ほか：高齢腎不全患者の治療選択―patient centered care と PD．臨牀透析，32(10)：1285-1290, 2016.
3) Walker R, et al.：Perceptions of key influences on effective pre-dialysis nursing care. Contem Nurse, 42(1)：28-35, 2012.
4) 竜崎崇和：超高齢者の治療選択―医師の立場から．腎と透析，71(3)：418-422, 2011.
5) 伊藤　純，ほか：【腎・泌尿器疾患のインフォームド・コンセントと治療選択】CKD stage 4, 5―成人．腎と透析，69(6)：737-742, 2010.
6) Stephenson MD, et al.：Shared decision making in chronic kidney disease. Renal Society of Australasia Journal, 14(1)：26-32, 2018.
7) 杉田和代，ほか：超高齢者の治療選択を支える―その人とともに考える今後の治療と連携．腎と透析，71(3)：427-429, 2011.
8) Loiselle MC, et al.：Decisional needs assessment to help patients with advanced chronic kidney disease make better dialysis choices. Nephrol Nurs J, 43(6)：463-493, 2016.

他者からの支援

解説

　近年の高齢化や慢性疾患の増加において，CKD は患者のみならず家族や周囲の人々へもさまざまな影響を及ぼす．これは，患者の自己管理能力を高める要素の1つとして，家族の支援が挙げられるからである．しかし，現代社会では，独居や老老介護世帯なども多く存在し，家族の支援のみならず地域社会や患者会などの協力支援体制が求められている．

　患者のセルフマネジメント行動に与える影響を分析した研究から，家族の協力体制や地域社会からの支援が不足・欠如すると血糖管理や血圧管理が悪くなったという研究結果[1, 2]がある．これは，患者が周囲に自身の CKD について理解がされていないと感じると疾患を抱えながら生活することへの満足感が低くなり，自己効力感[2]が低下するためである．特に女性においては[2]，食事など自己が提供する立場であることも多く，家族員からの支援が得られにくいと考えられた．また，CKD 患者は常に CKD の進行とともに将来の治療法となる RRT の選択やさらなる食事や活動制限を強いられることへの不安を多く抱くようになる．そこで CKD 患者が疾患管理を行ううえで抱える不安について研究[3]した結果がある．患者は，CKD の進行に伴い"今の状態において不安"を抱くことが多くなり，病院に来るのが億劫になると回答している．また患者は，この病気のせいで家族に迷惑をかけていると思うと回答している調査結果もある．

　これらから，患者と家族員の関係性が良好に機能しないと患者のセルフマネジメント行動を促進させることが困難になる場合がある．さらに，患者が他者の支援を受けてセルフマネジメントを実行するために必要な因子としてソーシャルサポートがある．50 歳以上の中高齢糖尿病患者を対象にした研究[4]からは，高齢者が家族の一員であると，帰属意識が高い場合，家族や友人からのセルフケアのための有効な支援を得られやすく，中年者は自分自身への帰属意識が高い場合に健康管理への意識が高いという結果がある．両者とも健康管理への関心を高めるためには自身のため，家族のためといった個人の信念体系が関係しているともいえる．

　患者のセルフマネジメントを促進させるためには他者からの支援が重要であることが理解できる一方で，支援者となりうる家族は，家族員のなかの健康障害により家族としての課題を達成させるために何が必要かを考えることになる．例え

ば，家族員のなかに CKD を患った人と進学や就職活動が必要な人や介護が必要な人などさまざまな家族内における発達段階や課題が出現する．そのため，CKD を管理するために，患者の支援をしたいけどできない状況であったり，過去に家族内に同じ病いを体験した家族員がいた場合は支援が容易になる．そのため，家族からの支援を受ける場合はまずは家族のなかで起きている問題はないか，家族の病いの体験は何か，家族の価値観や方針などを十分に理解したうえで支援策を考えていく必要がある．さらに，病院の患者会や地域の社会サービスを効率よく活用し，社会のなかでの交流を深めながら，患者が社会や家族にとって大切にされていると感じとれる支援体制とし，自己効力感を高めセルフマネジメント行動に移行できる支援が望まれる．

〔髙井奈美〕

文献

1）Lo C, et al.：Patient-reported barriers and outcomes associated with poor glycaemic and blood pressure control in co-morbid diabetes and chronic kidney disease. J Diabetes Complications, 33(1)：63-68, 2019.
2）鈴木千恵子：2型糖尿病患者の血糖コントロールに及ぼす家族支援と自己効力感について―患者の性別に焦点を当てて．ヒューマンケア研究学会誌, 5(1)：41-46, 2013.
3）瀬戸由美，ほか：慢性腎臓病患者が抱える不安と病態・食事療法の関係―状態不安と特性の検討．日本病態栄養学会誌, 20(3)：263-275, 2017.
4）森下美佳，ほか：高齢糖尿病患者におけるセルフケア能力と主観的健康統制感およびソーシャルサポートの関連．日本衛生学雑誌, 72(1)：77-86, 2017.

CQ① CKD 患者・重要他者と医療者が疾患管理目標を共有することで患者のセルフケア能力が向上するか

推奨文 患者と医療者が目標を共有するだけで患者のセルフケア能力は向上するが，そこに重要他者の存在があることでより一層能力は向上することが認められている.

臨床への示唆

　このCQにおいて看護研究が進められていない現状のなかでも，患者のセルフケア能力を向上させるためには，少なくとも医療者を含む重要他者の存在が影響していることがわかっています.

　患者を取り巻く環境を整えることは，患者が疾患と向き合い療養法を見出すために必要な看護支援です. そのなかで，最もいえることは，患者が早期に専門職者に接触する場があることで，そのサポートシステムの構築が重要ということです. 患者が初めて出会う医療や医療職者やサポート体制の有無によっては，その後の患者のセルフマネジメント行動の継続を可能にするか否かにもかかわります. そのために，長期に療養が必要なCKD患者の療養を支えるためのサポートシステムの構築は，各施設のみならず地域社会において重要で，CKD療養を支えるための知識をもった看護職の配置や育成も大切になってきます. 患者に適切な人的サポート体制を考えるには，個人の背景や地域性によって療養法が変わるため，患者や家族とともに共同開発することが望ましく，これからのCKD医療・看護の発展に必要な分野となります.

　とはいえ，患者の重要な支援者となりうる看護職は，長軸的に患者の病みの軌跡を予測し，疾患の重症化，重篤な合併症予防ができるように患者と家族とともに，常に療養法の目標や計画を繰り返し話し合うことが必要です.

●キーワード

chronic kidney disease,　self management,　support system,　nursing plan
慢性腎臓病,　自己管理,　サポート体制,　看護計画

レビュー結果(表2-12)

「CKD 患者・重要他者と医療者が疾患管理目標を共有することで患者のセルフケア能力が向上するか」という CQ に対して検索を行った．PubMed より 6 件，CINAHL より 1 件，タイトルレビュー・アブストラクトレビューを行い 5 件の論文を抽出した[1-4]．また和文では医中誌にて 4 件を抽出し，1 件が選択され，そこに同じく HandSearch による文献 2 件を追加，計 3 件の論文が抽出された[5-7]．

【介入方法】

CQ の「CKD 患者・重要他者と医療者が疾患管理目標を共有する」介入について直接的に検討した論文は国内外ともに抽出されなかったが，「CKD 患者のセルフケア能力の向上に影響を及ぼす要因」の方向から検索した論文からは，能力向上のための方法論として，人的サポートの充実と自己管理目標の共有法について挙げられていた．

【介入によるアウトカム】

CKD 患者のセルフケア能力を向上させるための人的サポートとして，医療提供者からのサポートが高い影響を及ぼすことや[1]，医療者を含む重要他者は，CKD 患者に対して親愛の情を示しながらセルフケア行動を見守り，サポートしていくことで，患者の能力は向上することが報告されていたほか[4]，患者家族からの支援の重要性も挙げられていた[4]．CKD 患者のセルフケア能力を向上させるためには，このような心理的支援をかね備えたサポートプログラムの開発が推奨されていた[4]．

自己管理目標の共有法については，早期から定期的に面談することの重要性や[2,6]，患者と医療者が一緒に目標を立案，設定することで CKD 患者のセルフケア能力が向上したことが報告されており[6,7]，疾患管理目標を共有することで，CKD 患者のセルフケア能力を向上させることが示唆された．そのため患者と重要他者，医療者が疾患管理目標を共有していくための方法を患者と医療者が共同開発し，評価していくことが推奨されていた[2]．

以上の結果より，保存期 CKD 患者にとって，医療者と家族を含む重要他者が疾患管理目標を共有することは有益であるが，その前提として，患者は自分の状態と自己管理サポートの知識が必要であり，知識獲得に向けての教育的支援を充実させること[3]，疾患管理目標を共有していくためには，患者と重要他者，医療者間の信頼関係の構築が不可欠であることが求められ[4]，それらを踏まえて患者，重要他者，医療者間の 3 者が共同で目標を共有していくために系統立った方法論を開発することがより有益な支援につながると思われた．

しかしながら現段階では，セルフケア向上を目的とした介入の 20％が既存の理論または枠組みに基づいたものであり，患者と共同開発されたものは 1％未満にすぎないことが判明している．また多くの患者教育は，CKD のステージ全体で結果を改善できたにもかかわらず，ESKD 患者に焦点を合わせていることも課題として残されている[3]．今後は早期に人的サポート，知識獲得サポートを加味

した目標共有のための新たなプログラムの構築(患者と重要他者，医療者との共同開発プログラムの構築)研究が望まれる．

(レビュー：栗原明美，臨床への示唆：髙井奈美)

表 2-12　文献レビュー一覧

番号/著者/年	参加者	アウトカム	介入	結果
1) Chen YC, et al. 2018	腎臓病を専任とする診療所に通う，410名のCKD患者がランダムに選択 (アンケート調査とチャート分析)	・ソーシャルサポート ・健康リテラシー ・自己管理行動との関連性 2013年1月から2014年2月までの構造化アンケートとチャートレビューを使用して収集された．重回帰分析を使用して，自己管理行動の予測因子を決定し，ΔR² を使用して各変数の説明力を決定	——	・健康リテラシーとソーシャルサポートは，自己管理行動と正の相関にある ・ソーシャルサポート，健康リテラシー，および婚姻の有無は，自己管理行動の重要な予測因子である ・ソーシャルサポートは，ヘルスリテラシーよりも自己管理行動の説明力が比較的大きかった ・医療提供者のサポートは，患者の自己管理行動に最大の影響を及ぼす
2) Donald M, et al. 2018	RRTに導入していないCKDステージ1〜5の成人45件の介入研究論文のレビュー ・19件のRCT ・7件の準実験的 ・5件の観察的 ・13件の事後介入 ・1件の混合法 ・5件の定性的	・医療者による自己管理行動への介入に伴う行動変容項目とは ・食事・栄養行動の変化 ・CKD知識の変化，動機付け スコーピングレビューを使用し，electronic databases and grey literature を2016年10月に検索した．RCT，非RCT，定性的および混合法の研究が含まれ，研究の選択とデータ抽出は2人のレビュアーによって独立して行われた	——	・食事/栄養が最も一般的な介入項目 ・介入方法は定期的に対面で行う ・介入者は，さまざまな医療職種によって行われ，看護職は最も一般的な医療専門家グループに入る ・一般的なCKD知識の変化，知覚された自己管理および動機付けなどの認知的働きに改善を示した ・CKD患者の知識習得に向けた加入方法の開発には，患者と重要他者と医療者で目標共有していた
3) Narva AS, et al. 2016	米国国内でCKD教育を提供する施設やアメリカ健康・栄養調査に基づくレビュー	・CKD患者教育の実際 ・患者教育を阻害する因子 ・患者教育を阻害する因子への対処	——	・CKD患者は，食事パターンの変更や透析治療の回避など，複雑な治療経過を体験している ・患者は自身で自己管理サポート知識を習得する必要がある ・ケアの決定と治療計画に参画するには知識の習得が必要 ・CKD患者を対象とした教育研究は，その多くがESKDに焦点を合わせているが，教育は，CKDの病期全体で結果を改善する
4) Yen M, et al. 2016	中国国内におけるCKD患者の重要他者がCKD患者のセルフケア能力を向上させる支援を明らかにするかを超したレビュー	重要他者の役割 ・CKD患者に警告する ・ターゲット設定 ・励ます ・フィードバックする	——	・重要他者がCKD患者を理解することで，CKD患者を思いやる行動になる ・信仰，および誠実さからCKD患者を見守り，支援，友情を示しながらサポートする ・重要他者の存在でCKD患者のセルフケア能力が改善した

(つづく)

表 2-12 文献レビュー一覧(つづき)

番号/著者/年	参加者	アウトカム	介入	結果
5) 波多腰あや子, ほか 2012	・早期看護介入群: CKD外来6か月未満の患者(7名) ・6か月以上介入群(12名) ・介入しなかった患者群(15名)	・ΔeGFRやGeriatric Nutritional Risk Index(GNRI)の推移	早期看護介入患者に対し, 患者の状態や背景に応じた面談を継続	・外来受診時に看護師による指導を繰り返し行うことで, 患者の意識が高まり, 行動変容ができた ・行動変容とともに検査値が改善した ・面談を繰り返すことで患者や家族と信頼関係が構築する
6) 高橋美希, ほか 2012	CKDの教育入院患者3名	・CKD患者のセルフケア意識	患者への指導開始時に, 患者の入院中の目標を一緒に立案した	・自己管理ポートフォリオを患者と医療者が共同して作成することで, セルフケアへの意識が向上し, 自身の行うべき行動を明確にする
7) 塩谷千早, ほか 2014	DN2期以上の患者71名	・セルフケア確立に必要な行動	アンケートを実施した	・患者との面談を繰り返すことで, 患者と相談して目標を設定すると患者が無理のない具体的なセルフケア行動をとることができる ・患者の自己効力感を高め, 治療意欲の維持につながる

文献

1) Chen YC, et al.：The roles of social support and health literacy in self-management among patients with chronic kidney disease. J Nurs Scholarsh, 50(3)：265-275, 2018.

2) Donald M, et al.：Self-management interventions for adults with chronic kidney disease；a scoping review. BMJ Open, 8(3)：e019814, 2018.

3) Narva AS, et al.：Educating patients about CKD：the path to self-management and patient-centered care. Clin J Am Soc Nephrol, 11(4)：694-703, 2016.

4) Yen M, et al.：Applying the strategies of helping relationship from significant others in patients with chronic kidney disease. Hu li za zhi(Journal of Nursing), 63(2)：19-25, 2016.

5) 波多腰あや子, ほか：慢性腎臓病患者の早期看護介入の効果—面談を通して患者行動の変容を支えて. 長野県透析研究会誌, 35(1)：15-18, 2012.

6) 高橋美希, ほか：慢性腎臓病患者の自己管理にポートフォリオを活用した看護介入の効果. 日本看護学会論文集：成人看護学II, 42：135-138, 2012.

7) 塩谷千早, ほか：外来透析予防指導による糖尿病性腎症患者の行動変容の実際—糖尿病透析予防指導管理料新設に伴った取り組み. 札幌社会保険総合病院医誌, 22：60-63, 2014.

他者からの支援

CQ② CKD患者と支援者となる者のアセスメントを行うことで患者に見合った療養行動を計画できるか

推奨文　患者と支援者となる者のアセスメントを行うことで，患者の療養行動患者に見合った療養行動を計画できるかは今後検証が必要である．

臨床への示唆

　このCQに関する介入研究はないものの，患者の状態をアセスメントするツールの開発は多くされています．アセスメントとは，患者やその支援者にとって具体的で適切な療養行動がとれるために看護として介入するかを考察することです．看護におけるアセスメントは，患者がCKD管理のためのセルフケア能力を確立し継続させるためのダイレクションを決定する重要な看護判断能力の1つです．

　療養行動の道筋を立てるためには，看護師は必ず，患者やその支援者の今までの病み体験や苦悩を知らなければいけません．患者が今までにどう疾患と向き合ってきたか？　どのような療養行動をとり，そこには患者や家族特有な療養法があったのか？　その方法はどのような療養体験から参考になっているのか？　などの過去の体験を知ることです．また，CKDや関連疾患の教育入院を受けたことがあるのか，地域社会で開催されているCKD啓蒙セミナーなどで知り得た情報が患者や家族の療養行動の基礎をつくっているかもしれないなど，看護師はあらゆる角度から患者の今の療養行動をアセスメントし，CKD管理に必要な療養行動に影響を与えないか検討をします．

　CKD管理の場合，食事や運動療法がメインになるため，多職種とともにアセスメントすることがより有効です．生活改善には，支援者の協力がポイントとなる場合もあり，患者のみならず支援者からの情報や支援者の心理・精神的状態も十分にアセスメントを行います．身体的，心理的，社会的背景など総合的にアセスメントし，患者に合ったセルフケア行動は何かを検討し，患者とともに実践可能な療養行動を模索していくことが望まれます．

●キーワード

chronic kidney disease, self management, assessment tool, patient assessment, family assessment

慢性腎臓病，自己管理，アセスメントツール，患者アセスメント，家族アセスメント

レビュー結果(表 2-13)

　「CKD 患者と支援者となる者のアセスメントを行うことで患者に見合った療養行動を計画できるか」という CQ に対して検索を行った．PubMed より 89 件，MEDLINE より 17 件(重複あり)，医中誌にて 9 件の論文を抽出しタイトルレビュー・アブストラクトレビューを行い計 6 件[1-6]抽出した．

　患者の療養行動(セルフケア・セルフマネジメント)に関連する要因が示された研究，もしくは療養行動をアセスメントするツールを開発する研究において，保存期 CKD 患者を対象としたものが 3 件，透析患者と保存期患者を対象にしたものが 1 件，併存する慢性疾患患者を対象としたものが 1 件，糖尿病患者を対象としたものが 1 件であった．保存期 CKD 患者の療養行動に関連する要因に以下が挙げられた．

【介入方法】

　併存疾患を有し，退院した高齢者に対する看護師主導の症例管理プログラムの効果を明らかにした研究[6]において，介入群では 2 人の看護師が，OHAMA system を用いて退院前評価を実施し(問題分類・介入スキーム，結果の問題評価スケール)，退院後 4 週間，電話または訪問による看護介入を行った．その結果 8 週間後の再入院は介入群に比して，非介入群で有意に多かった．

【介入によるアウトカム】

● 社会的生態的要因：年齢，性別，個別教育計画の利用，保険の種類，(保護者の)最終学歴，収入などが療養行動に関連することを検討した研究は 2 件[1, 2]であった．Javalkar ら[1]の研究では CKD を抱える若年成人において，自己管理行動や，服薬遵守行動，小児から成人へのヘルスケアの移行に関して，年齢や個別教育計画の利用が関連することが明らかになった．また救外受診の回数の多さや，入院日数の長さは，保険の種類や保護者の最終学歴とも関連していた．さらに，Wang ら[2]の研究では，保存期 CKD 患者のセルフケアスコアの高さには女性，高齢患者，大学以上の最終学歴，BMI $< 24\,kg/m^2$，CKD ステージ 4〜5，または CKD ケアプログラム参加者が挙げられた．

● 自己効力感(セルフエフィカシー)：保存期 CKD 患者において自己効力感が療養行動に関連することを明らかにした研究は 1 件[3]であった．Bağ ら[3]は保存期 CKD 患者と透析患者で活用できるセルフマネジメントスケールを開発した．これは患者の自己効力感の高さを測定できる尺度である．この妥当性を検証後，セルフマネジメントスケールのスコアの高さは，保存期 CKD 患者と透析患者において，自己管理行動および服薬遵守のスコアと関連することを明らかにした．

● 抑うつ・不安：抑うつ・不安が療養行動に影響することを明らかにした研究は 1 件[4]であった．佐々木ら[4]によると，通院中の 2 型糖尿病患者のセルフケア行動のうち，患者の食事療法遵守行動は不安から有意な負の影響が認められた．また，フットケア遵守行動では，抑うつから負の影響が認められた．

　次に保存期 CKD 患者の療養行動の状態をアセスメントするスケールを開発し

表 2-13　文献レビュー一覧

番号/著者/年	参加者	アウトカム	介入	結果
1) Javalkar K et, al. 2014	・13〜21 歳で 3 か月以上の CKD（ステージ 2 以上）の診断があったもの 【除外基準】 ・医師が判断 ・英語が流暢に話せない可能性のある参加者（患者が 18 歳未満の場合は両親） ・認知機能および発達に遅れがあるもの	● TRxANSITION スコアの合計・TRxAN-SITION 病気自己管理項目 ・自分の病気，処方内容，栄養制限，生殖に関する問題を知っている ・治療を順守している ・自己管理スキルがある ・新しい治療提供者を知っている ・留学や学校の重要性を知っている ・保険の種類を知っている ・新しい医療提供者を知っている ● 内服アドヒアランス ● 医療機関の利用（入院・入院期間・救外受診） 【独立変数】 年齢，人種，性別，個別教育計画の利用，保険の種類，CKD の診断時期，保護者の最終学歴	———	・52 名が参加 ・病気の自己管理項目については年齢が高いことが肯定的な予測因子だった ・公的保険加入者は，民間保険加入者と比較して救外受診の回数が多く，入院日数が長い ・公的保険加入者は，服薬順守率が低い ・個別教育計画をもっていない患者は医療機関利用（入院回数・入院期間・救外受診）が多い ・小児から成人へのヘルスケア移行に関連する要因は年齢である
2) Wang SL, et al. 2019	・台湾南部 1,500 床の医療センターで，CKD と診断され，少なくとも 1 年以上腎臓専門医へ通院している 18 歳以上の患者 ・北京語または台湾語で話すことができ，認知機能やコミュニケーションに障害のないもの ・RRT を受けた患者または腎移植を受けた患者は除外	【従属変数】 慢性腎疾患セルフケア（CKDSC）スケールスコア：服薬遵守（5 項目），食事管理（4 項目），運動（2 項目），喫煙行動（2 項目），血圧モニタリング（2 項目） 【独立変数】 年齢，性，結婚の有無，最終学歴，BMI，併存疾患の数，CKD の診断を受けてからの期間，CKD ステージ，CKD 教育プログラムへの参加	———	・449 名の保存期 CKD 患者 ・CKDSC 総得点は，女性，高齢患者，大学以上の最終学歴，BMI<24 kg/m²，CKD ステージ 4〜5 または CKD ケアプログラム参加者で有意に高かった ・初期の CKD 患者は，ほかの群と比較して服薬アドヒアランス，食事管理，血圧モニタリングに関して有意にスコアが低かった ・CKD ケアプログラムに参加した患者は，服薬アドヒアランス，食事管理，および定期的な運動習慣が高かった
3) Bağ E, et al. 2010	・3 施設の病院で HD を受ける患者 ・読み書きができ，口頭で意思疎通可能で参加の同意が得られたもの	【従属変数】 ・ESCA スケール（セルフケア能力）および GSE スケール（セルフエフィカシー） 【独立変数】 ・患者の年齢，性別，婚姻状況，居住地，教育状況，雇用状況，職業，および病気の期間		・138 人の透析患者 ・雇用され，所得水準が高く，「Emekli Sandigi」（年金基金）健康保険に加入している人は，その他の人と比べセルフケア能力と自己効力感スコアが高い ・セルフケア能力と教育レベル，仕事の状況，収入レベルと HD 申請の頻度，年齢，性別，教育レベル，仕事の状況の要因の間に相関がみられ，これらは自己効力感の決定要因である ・患者のセルフケア能力と自己効力感の間には正の相関がある

（つづく）

表 2-13 文献レビュー一覧（つづき）

番号/著者/年	参加者	アウトカム	介入	結果
4) 佐々木美保, ほか 2018	・都内総合病院の代謝内分泌内科に外来通院中の2型糖尿病患者 【調査対象者の適格基準】 ・20歳以上 ・2型糖尿病と診断 ・インタビュー, 質問紙へ回答をすることに医師の許可がある ・研究への協力に同意がある 【除外基準】 ・認知機能に問題があるもの ・日本語の理解（読み書き）に問題があるもの	【従属変数】 The Summary of Diabetes Self-Care Activities Measure (SDSCA) 日本語版各変数 【独立変数】 年齢, 性別, 罹病年数, 経口治療薬の有無, インスリンの有無, 網膜症の有無, 腎症の有無, 抑うつ・不安〔Hospital Anxiety and Depression Scale (HAD)日本語版〕	——	・外来通院中の患者において回答の得られた103名のうち, 質問紙もしくは患者属性データにおいて欠損値のあったデータを除外し, 最終的な分析対象者を65名 【階層的重回帰分析の結果】 ・セルフケア行動のうち, 患者の食事療法遵守行動は不安から有意な負の影響が認められた ・フットケア遵守行動では, 抑うつから負の影響が認められた ・運動療法遵守行動には抑うつ・不安いずれからも有意な影響性は認められなかった
5) 日比野友子, ほか 2018	総合病院（2施設）の腎臓内科外来を受診しているCKD患者のうち, 1) 調査日が初診ではなく, 2) 医師から薬物療法または食事療法を指示され, 3) 透析療法または腎移植を行っていない患者で, 研究参加の同意が得られた者	開発した薬物療法自己管理行動アセスメント指標の妥当性と信頼性の検証	——	・調査票が回収できた648名中, 年齢, 性別, 血清Cr値が記載された617名. CKDステージ3以上である者が80.2% ・先行刺激, 結果事象, 強化子について項目分析した結果, 17項目が選択された. 強化の原理の枠組みに基づいて共分散構造分析した結果, GFIは0.899であった. モデルのCronbachのα係数は0.79であった.
6) Chow SKY, et al. 2014	・香港の医療機関において慢性呼吸器疾患, 心臓病, 2型糖尿病, 腎疾患に関連する2つ以上の診断で入院中の65歳以上の高齢者 ・広東語が話せ, 病院のサービス圏内に居住し, 退院後に電話で連絡できる患者 【除外基準】 MMSE<20, 退院後施設入所, コミュニケーションがとれない, 末期の患者	・プログラム参加者の再入院を減らすことができる 【Secondary Outcome】 ・QOL ・自覚的健康 ・自己効力感	【介入群】 ・2人のケースマネジメント看護師（NCM）が, OHAMA systemを用いて退院前評価を実施する.（問題分類スキーム, 介入スキーム, および結果の問題評価スケール）. ・介入群は家庭訪問と電話介入と一般的な入院看護, または電話介入と一般的な入院看護を4週間受ける. 非介入群はプラセボの電話と一般的な入院看護を4週間受けた. 【一般的な入院看護】 ・入院患者の看護, 基本的な健康アドバイス, 投薬とアドヒアランスに関する情報, 次回の外来予約を含む.	・281名が解析対象 ・訪問群87名, 電話介入群96名, 非介入群98名 ・退院後84日で, 非介入群に比して, 訪問群・電話群の再入院率は有意に低かった ・介入群では非介入群と比して自覚的健康, セルフエフィカシー, 身体的側面のQOLサマリースコアが有意に高かったが, 精神的側面のQOLサマリースコアに差はなかった

た調査は 1 件[5] あった．日比野ら[5]は，保存期 CKD 患者の薬物療法の自己管理行動を強化の原理に基づいて先行刺激，行動，結果事象，強化子の視点からアセスメントする指標として薬物療法自己管理行動アセスメント指標を開発した．21 項目からなり，構成概念妥当性・信頼性が確認された．しかしながら，療養行動に関連する要因をアセスメントし，療養計画を立案している研究や，セルフケアをアセスメントできるツールを使用し，患者を個別にアセスメント後，療養行動を支援した研究はみられなかった．

　以上の結果から，患者と支援者となる者のアセスメントすべき内容，療養行動を測定でき，臨床活用可能であるツールは開発されているが，それらでアセスメントし，患者に見合った療養計画を計画できるかは現時点で検証されていない．また，患者の支援者(家族)の療養行動支援に関するアセスメント方法は検索されなかった．今後，保存期 CKD 患者において入院中および退院後の継続支援，外来通院時，患者・支援者のアセスメントおよびアセスメントに基づいた療養行動を計画し，患者に見合った療養行動が計画できているか評価できる前向き観察研究の実施が望まれる．

（レビュー：濵田昌実，臨床への示唆：髙井奈美）

文献

1）Javalkar K, et al.：Socioecologic factors as predictors of readiness for self-management and transition, medication adherence, and health care utilization among adolescents and young adults with chronic kidney disease. Prev Chronic Dis, 11：E117, 2014.

2）Wang SL, et al.：Patient assessment of chronic kidney disease self-care using the chronic kidney disease self-care scale in Taiwan. Nephrology(Carlton), 24(6)：615-621, 2019.

3）Bağ E, et al.：The evaluation of self-care and self-efficacy in patients undergoing hemodialysis. J Eval Clin Pract, 16(3)：605-610, 2010.

4）佐々木美保，ほか：2 型糖尿病患者の抑うつ・不安がセルフケア行動に及ぼす影響の検討．認知行動療法研究, 44(2)：81-91, 2018.

5）日比野友子，ほか：慢性腎臓病患者における薬物療法に対する自己管理行動アセスメント指標の開発．愛知県立大学看護学部紀要, 24：33-43, 2018.

6）Chow SKY, et al.：A randomized controlled trial of a nurse-led case management programme for hospital-discharged older adults with co-morbidities. J Adv Nurs, 70(10)：2257-2271, 2014.

他者からの支援

CQ③ 社会資源を活用することで CKD 患者の疾患管理行動を促進させるか

推奨文 社会資源として，地域連携システムと，各部門で提供される患者への教育的支援，ピアサポートの活用は患者の疾病管理行動を促進させる可能性がある．しかし，これらの社会資源の活用においては，病期に応じて変化する患者のニーズに十分配慮する必要がある．

臨床への示唆

　CKD 患者が社会資源を活用することで疾病管理行動を促進させるかどうかについて，CKD ステージ別でさまざまな看護研究がされています．CKD ステージ3にある患者を対象にした研究では，CKD 管理に必要な血圧，食事などの健康関連行動が継続できているかを定期的な電話サポート体制をとり，療養行動の継続を可能にした結果があります．しかしながら，病院などの医療機関の患者サポート体制の一環としての電話などの遠隔サポート体制がある施設は少ない結果です．長期にわたる CKD 管理を，患者のみで管理するのは難しいです．そのために必要な社会資源が何か？ を理解するには，わが国の CKD 患者サポートシステムはまだまだ乏しいです．そのため，同じ CKD をもつ患者同士が交流できる場として患者会や各施設の腎臓病教室などを運用している施設もあります．これは，同じ疾患をもつ患者同士が交流し，ピア・ラーニングとして，自分と同じ立場で同じような行動変容を必要とする仲間と学び合うことができるメリットがあります．これらも踏まえ，医療機関同士や医療機関と地域の医療職が連携を図り，CKD 診療や教室などの参加ができるシステムづくりが構築されはじめています．また，地域によってはマスメディアや企業などと CKD の知識を深めるための啓発活動も積極的に行われています．

　わが国の CKD に関連する社会資源の特徴としては，健康診断制度のなかに，尿検査が必須で含まれており，CKD の早期発見・早期受診を促すシステムがあります．そうすることで，学校や企業で，CKD に関連する生活習慣病の早期発見や受診勧奨につなげられています．しかしながら，異常値があるにもかかわらず受診行動がとれない状況も多く見受けられ，潜在的な CKD 患者が存在しているのが現状です．これらより，CKD 医療を各施設のみならず地域に根づかせ，CKD の早期発見，治療を行い，重症化予防を行うシステムの構築が求められています．

●キーワード
chronic kidney disease, self-management, self care, social resources,

peer support
慢性腎臓病，自己管理，セルフケア，社会資源，患者会

レビュー結果(表2-14)

「社会資源を活用することで CKD 患者の疾患管理行動を促進させるか」という CQ に対して，上述の検索式を用いて，文献検討を行った．PubMed より 47 件，医中誌にて 15 件を抽出し，タイトルレビュー，アブストラクトレビューを行い，6 件を選択した．それに HandSearch にて抽出した 4 件を加え，計 10 件の論文のレビューを行った結果を以下に示していく．

【介入方法】

CKD の発症からステージ G1・G2 の段階では患者の医療機関への受診が重要である．定期的な受診は，患者の CKD に対する知識を深め，生活習慣の改善につながる重要な疾病管理行動である．しかし，検診結果で腎機能の異常があるにもかかわらず放置している未治療者の存在が報告されている[1]．また，米国では，CKD 患者を対象とした治療目標(血圧，Ca・P 代謝，貧血，血清脂質)の阻害因子として，腎臓内科医への紹介の遅さ，予約の未受診率などが明らかにされている[2]．

そして，CKD ステージ G3a 以降に進展した場合の社会資源の活用と患者の疾病管理行動との関連については，国内で，保存期にある CKD 患者のセルフケア行動に対する自己効力感に影響する因子として，栄養指導や，患者教室の受講経験，情緒的支援ネットワークがあると報告されている[3]．また，患者指導に用いるツールの開発[4]や構造化された教育内容の提供により，患者のセルフケア行動，自己効力感が高まったという報告がある[5]．このことは，医療機関で提供される教育的支援の活用が患者の疾病管理行動の促進につながる可能性を示す．しかし，これらの研究において RCT を行っている研究は 1 件のみであった．他の介入研究は教育的支援の効果判定に必要な症例数の検討がない，対象施設が 1 施設に限られるなど，パイロットテストとしての位置付けであると考えられた．

国外における CKD の保存期にある患者のセルフマネジメントに向けた介入に関する報告は，近年増加傾向にある．しかし，幅広い支援内容の報告に対し，患者の自己管理を促進させる支援の根拠となる理論的な枠組みやエビデンスの不足があるという指摘もあった[6]．さらに，CKD ステージ G3a と G3b にある患者を対象とした地域資源を組み入れた支援の報告[7]がある．この研究のデザインは RCT であり，支援の内容は，CKD に関する教育に加え，個別のニーズに対応できるような地域資源の紹介，電話による定期的なサポートといったことを組み合わせたものであった．その結果，介入群は対照群と比較して，血圧，HRQOL が有意に改善していた．また，考慮する患者特性として，腎臓は加齢とともに機能が低下することから，高齢者には CKD 患者が多い．CKD の進行は高齢者の日常生活の自立を妨げ，在宅ケアに対するニーズを高めることが報告されている[8]．

表 2-14　文献レビュー一覧

番号/著者/年	参加者	アウトカム	介入	結果
1) 岡本康子，ほか 2016	全国健康保険協会東京支部で実施した生活習慣病予防検診を2012年度と2013年度の2年連続で受診したもののうち，血清 Cr による eGFR と紙試験法による尿蛋白定性検査区分の結果，eGFR の悪化が1年間で進んだ CKD 高リスク群とし，直近1年間の受診歴がない未治療者．	生活習慣病予防検診で CKD が疑われる受診勧奨者の受診動向を調査	——	・586,766人のうち，CKD 高リスク群の未治療者は5,210人（0.89%）であった ・回収率は345部（14.0%）であった． ・受診先は，かかりつけ医68.1%，腎臓専門医は31.9%であった ・かかりつけ医は，受診者の66%を「自宅で治療継続または経過観察する」と述べていた．8.9%を腎臓専門医へ紹介すると答えた
2) Lenz O, et al. 2005	eGFR 区分にて CKD ステージ G4，G5 に該当する患者198名	米国の腎臓病協会が定めるガイドライン上の治療目標の達成率と障壁となる因子	——	・治療ゴールに到達しているものはわずかであった ・予約受診の未達成率，腎臓専門医とかかりつけ医の連携，アフリカ系米国人の糖尿病，腎不全の進展が治療ゴールの達成を阻む因子として抽出された
3) 大浦まり子，ほか 2003	外来通院中の保存期腎不全患者76名	保存期 CRF 患者のセルフケア行動に対する自己効力感とセルフケア促進要因および患者背景因子との関連	——	・患者背景因子は，直接的にまたは，セルフケア促進要因を介して自己効力感に影響を与えていた．
4) 石本直子，ほか 2010	CKD ステージ3・4期にある患者3名	患者の CKD に関する知識 自己管理に対する意識	ポートフォリオを用いた患者指導	・ポートフォリオを使用したすべての対象における CKD に関する知識，自己管理に対する意識を高めることができた
5) 上星浩子，ほか 2012	・56名のうち最終分析者【介入群19名】【比較群12名】 ・顕性蛋白尿を有し CKD と診断されている20歳以上で，6か月以上の外来継続 ・認知能力に問題がない	介入4週間後の ・平均血圧値 ・血圧測定実施率 ・self-management 行動 ・自己効力感	EASE プログラムを12週間実施	・平均血圧においては有意差はみられなかった ・平均血圧は，経時的変化はみられた ・self-management 行動得点は有意に上昇したが，群間による有意差はなかった ・自己効力感においても群間の有意差はなし
6) Donald M, et al. 2018	地域ベースの RRT を受けていない CKD 患者に対して行われた介入研究のレビュー 【50の研究をレビュー】 ・19件の RCT デザイン ・7件の疑似実験デザイン ・13件の介入前の研究 ・1件のミックスメソッド ・5件の観察的研究	CKD 患者の自己管理に向けた支援に関する知見		・最も一般的であったのは，食事療法であり，対面式の教育であった ・介入はさまざまな職種のスタッフが担っていたが，看護師が最も多かった ・患者の認識が最も報告されていた ・1%未満の介入が患者によって行われ，20%の研究が理論や概念に基づいていた．

（つづく）

表 2-14　文献レビュー一覧（つづき）

番号/著者/年	参加者	アウトカム	介入	結果
7) Blakeman T, et al. 2014	24 の一般病院から 436 名の患者を抽出し，無作為に 2 つのグループに分けた【介入群 215 名】【対照群 221 名】	・HRQOL ・血圧，Health Education Impact Questionnaire（HeiQ） ・6 か月後の追跡調査も行っている	・CKD に関する情報を提供するパンフレットを使用 ・地域資源へのアクセスの紹介として自己チェックで自分に必要な地域資源を見出し，アクセスできるよう対応 ・健康関連の専門職者からの電話相談対応	・介入群の血圧と HRQOL は対照群より，有意に改善した
8) Bamini G, et al. 2013	1992 年〜1994 年，2002 年〜2004 年に調査 ・50 歳以上の 1952 名の患者 ・CKD ステージは G3 〜G5	CKD 患者の地域資源や，家族からの支援の受領状況と関連要因	――――	・年齢，性別，教育レベル，経済，生活状況，自己管理，糖尿病，高血圧，入院回数，歩行障害，訪問に関する障害が CKD を進行させている要因として明らかになった ・CKD 患者は 10 年間の間に機能の障害が進み，ADL 面の支援を必要としていた
9) Hughes J, et al. 2009	ピアサポートを受けた 20 名の患者に対し，電話でインタビューを行った（透析導入前に，ピアサポートを受けることがパスで決まっている患者）	腎疾患の患者が受けるピアサポートの体験		・対象者はピアの体験とその利益を肯定的にとらえていた ・生活経験と CKD に対するに対する実践的な知識が得られていた ・ピアの体験から，治療方法の決定によい影響を及ぼしていた ・将来に対する希望をもつことにつながっていた
10) Taylor F, et al. 2015	ステージ 5 の CKD 患者と家族 26 例に対しインタビューを行い，グラウンデッドセオリーの手法を用いて分析	CKD 患者と家族のフォーマルなピアサポートの経験でどのような障壁があるか		・フォーマルなピアサポートに参加することを妨げるのは，病期の経過に関連する患者の準備状況であった ・複雑な心理的問題に対する承認のニーズが患者と家族にはあった

　そこで，CKD の患者が活用できる社会資源として，ピアサポートを取り上げ，患者の疾病管理行動との関連を述べる．ピアサポートとは，同じ立場にある人からの支援を意味し，多くは患者会という名称の組織で提供される．国内では，ピアサポートが CKD の患者の疾病管理行動へ及ぼす影響についての検討は少なく，集団教育などのピアサポート活用の実践報告にとどまっている．国外では質的研究だが，ピアサポートは腎臓病に関する実践的な知識や情報が得られ，それらが治療に関する意思決定に有用で，将来に対する希望につながっていたと述べている[9]．ピアサポートは患者のもつこのような気持ちを和らげ，療養に対する前向きな気持ちを支えるものになる可能性がある．一方，ステージ 5 の CKD 患者と家族は，複雑な心理的問題を乗り越えるための強い承認のニーズがあり，経験の分かち合いといった一般的なピアサポートの限界を危惧する報告[10]もあった．

【介入によるアウトカム】

　以上の結果から，社会資源を活用することで患者の疾病管理行動を促進させるかについては，日本では，今整備が進められている地域連携システムが患者の疾病管理行動を促進させ，CKD の進行を抑制するかといったことを厳密に評価し，

その質を高めていくことが課題である．適切な社会資源を活用することは，CKD の保存期にある患者の疾病管理行動の促進につながる可能性があるといえる．ただし，社会資源の活用については，1つの医療機関だけではなく，広く医療提供体制をとらえる視点が重要である．加えて，病期に応じて変化する患者のニーズをとらえ，各部門でさまざまな物的・人的要素を組み合わせた教育・支援プログラムを開発することが必要である．

（レビュー：桐明あゆみ，臨床への示唆：髙井奈美）

文献
1）岡本康子，ほか：健診受診者の慢性腎臓病(CKD)対策における「かかりつけ医」の重要性—全国健康保険協会投稿支部 CKD 受診勧奨と受診動向アンケート調査から．総合検診，43(6)：649-656, 2016.
2）Lenz O, et al.：Barriers to successful care for chronic kidney disease. BMC Nephrol, 6：11, 2005.
3）大浦まり子，ほか：保存期腎不全患者のセルフケア行動に対する自己効力感とその関連因子．香川県立保健医療大学紀要，3：127-136, 2003.
4）石本直子，ほか：慢性期患者が自己管理をするためにポートフォリオを活用した効果．済生会下関総合病院院内看護研究集録，21-24, 2010.
5）上星浩子，ほか：慢性腎臓病教育における EASE プログラムの効果．日本看護科学会誌，32(1)：21-29, 2012.
6）Donald M, et al.：Self-management interventions for adults with chronic kidney disease：a scoping review. BMJ Open, 8(3)：e019814, 2018.
7）Blakeman T, et al.：Effect of information and telephone-guided access to community support for people with chronic kidney disease：randomised controlled trial. PLoS One, 9(10)：e109135, 2014.
8）Bamini G, et al.：Use of community support services and activity limitations among older adults with chronic kidney disease. J Gerontol A Biol Sci Med Sci, 68(6)：741-747, 2013.
9）Hughes J, et al.：Exploring Kidney patients, experiences of receiving individual peer support. Health Expect, 12(4)：396-406, 2009.
10）Taylor F, et al.：Peer support for CKD patients and carers：overcoming barriers and facilitating access. Health Expect, 19(3)：617-630, 2015.

多職種連携

解説

　CKD 患者においては，疾患治療・管理に加え，保存期から腎代替療法導入期・維持期に至るまでさまざまな生活習慣管理や，自己管理行動などが必要とされる．例を挙げると，食事/栄養の改変・改善，内服アドヒアランスの維持・向上，self-monitoring，合併症の早期発見・治療，治療継続のための経済的安定など全人的な支援や介入などである．

　これらの支援や介入は，一様に一職種のみが行うのではなく，医療チーム全体として担っていく必要がある．医師・看護師・管理栄養士・薬剤師・理学療法士・作業療法士・医療ソーシャルワーカーなど多職種がかかわり，ゴールを共有することにより，よりよい患者アウトカムを達成することが可能になると考えられている．

　「CKD ステージ G3b〜5 診療ガイドライン」[1] において，チーム医療と医療連携の章が設けられており，「腎臓専門医とコメディカルの連携による患者教育は，CKD ステージ G3b〜5 の患者の末期腎不全への進展予防とスムーズな腎代替療法開始のために，多職種によるチーム医療を活用した患者教育実践を推奨する」としている．また，エビデンスに基づく CKD 診療ガイドライン 2018 [2] においても「CKD のステージ進行を抑制するために CKD 患者の療養指導に関する基本的知識を有した管理栄養士が介入することを推奨する」，「腎臓専門医と専門看護師によるチーム医療は透析導入を遅延させる可能性があり，CKD ステージ G3b 以降の患者に対する多職種連携によるチーム医療を行うことを提案する」としており，多職種が患者管理・療養支援のために参入することを推奨する傾向がみられている．

　海外の検討でも，腎臓内科医のみでのケアと多職種チームでのケアを提供し，透析開始時の腎機能・生存率を比較した結果，多職種チームでのケアを受けた群では透析開始時の腎機能・腎関連指標が有意に高く，また透析開始後の死亡率も有意に低いことが示されている[3]．また，入院率についても多職種チームによるケアを受けた群で有意に低い結果が得られている[4]．さらに，医療経済的観点からの検討[5] では，多職種チーム群で総医療費・救急医療費・入院医療費において有意に安価であることも示されており，どの介入をとっても多職種チームでのケアが腎臓内科医のみでのケアに比べよりよい結果を示している．

　以上のことから，わが国の CKD 保存期ケアにおいても多職種連携・チームアプローチを推進し，患者アウトカムのみならず医療経済的効果をも視野に入れた介入を継続していくことが求められる．さらに，わが国での多職種ケアの有効性を検討した比較研究は現在のところ見当たらないため，今後はそれらの推進とともに，臨床現場でのさまざまな取り組みを公表し有益なモデル化をしていくことも求められる．

　本項では，多職種連携による QOL の改善と，地域における多職種連携によって受診中断，入院率，死亡率が減少するかという CQ について検討していく．

(小坂志保)

引用文献

1）山縣邦弘，ほか：腎障害進展予防と腎代替療法へのスムーズな移行 CKD ステージ G3b～5 診療ガイドライン 2017(2015 追補版)．日本腎臓学会誌，59(8)：1093-1216, 2017.
2）日本腎臓学会(編)：エビデンスに基づく CKD 診療ガイドライン 2018．東京医学社，2018.
3）Curtis BM, et al.：The short- and long-term impact of multi-disciplinary clinics in addition to standard nephrology care on patient outcomes. Nephrol Dial Transplant, 20(1)：147-154, 2005.
4）Shi Y, et al.：The effectiveness of multidisciplinary care models for patients with chronic kidney disease：a systematic review and meta-analysis. Int Urol Nephrol, 50(2)：301-312, 2018.
5）Chen PM, et al.：Multidisciplinary care program for advanced chronic kidney disease：reduces renal replacement and medical costs. Am J Med, 128(1)：68-76, 2015.

CQ① CKD 患者に対して多職種によるかかわりを行うことによって，QOL の維持改善が期待できるか

推奨文 多職種介入を行うチームの構成職種には基本的に腎臓専門医と看護師が含まれており，それ以外の職種は患者の状況に応じて看護師によって調整されるため限定的ではない．多職種による介入により比較対象が限られてはいるものの，QOL を向上させた報告がみられるため，保存期 CKD 患者に対する効果は期待できると考えられる．

臨床への示唆

　CKD 患者は，病気をもちながら日常生活を送っている生活者です．介入の成果（アウトカム）の指標として腎機能低下の速度，合併症などの身体的指標とともに，QOL のような長期的な健康状態を包括的に評価できる指標も重要です．

　多職種によるかかわりとは，複数の専門職が個々に患者とその家族にかかわることではありません．各専門職の合意のもと設定された目標を共有し，その目標の達成に向け，コミュニケーションをとりながら協働していくことです．近年，患者と家族のニーズは多様化，複雑化しており，一方で専門職は細分化しているため，連携は必須です．

　このレビューでは，明確にはいえないものの，多職種によるかかわりによって，進行した CKD 患者の QOL が向上する可能性があることが示されました．CKD ステージ早期の患者については，今後の検証が必要です．またどのようなかかわりが効果的なのかについても，今後の研究が期待されます．

　多職種チームは医師，看護師に加えて，栄養士，ソーシャルワーカーなどからなり，患者の状況や課題に応じてその構成職種が異なります．場によって利用できる資源は異なりますので，柔軟性のあるチーム構成と考えるとよいでしょう．看護師には，チームが効果的に機能できるようにする調整役割が期待されています．患者を生活者としてとらえ，療養生活上の困難に対してどの職種の介入が適切なのかを見極め，必要な支援が提供されるよう実践していきましょう．

●キーワード

chronic kidney disease, interdisciplinary team, healthcare team, collaborative approach, quality of life
慢性腎臓病，多職種連携，チーム医療，多職種協働，生活の質

レビュー結果(表2-15)

「CKD 患者に対して多職種によるかかわりを行うことによって，QOL の維持改善が期待できるか」という CQ に対して検索を行った．PubMed より 10 件，CINAHL より 10 件，医中誌より 5 件の論文を抽出した．RRT を受けている患者を除いたうえでタイトルレビュー・アブストラクトレビューを行った結果 3 件となり，さらに HandSearch にて 1 件追加し，計 4 件の論文をレビュー対象とした．

【介入方法】

介入方法は 3 つの文献に示されており，腎臓専門医と看護師が介入職種のなかで中心的役割を担っていた．具体的には，看護師が 4 か月おきに面談し，血圧・脂質・貧血，血糖，食事などの管理や CVD 予防などの慢性疾患管理を提供するにあたり，必要に応じて各分野の専門医やエキスパート看護師，栄養士，ソーシャルワーカーによる介入を調整したうえで，さらに看護師による定期的な面談の間に電話でフォローしていた[1]．

米国のメディケア受給者に対する既存の多職種介入プログラムである学際的ケア(MDC)では，腎臓専門医，開業医，教育者，栄養士，ソーシャルワーカーらが支援していた[2]．透析療法ではなく保存的管理を希望した，CKD ステージ 4〜5 の 70 歳以上の高齢者に対しては，腎臓専門医や看護師による面談ののち，必要に応じてソーシャルワーカー，栄養士などに介入を依頼していた[3]．また，透析導入しないことを選択した ESKD 患者とその介護者に対して，緩和ケアに精通した看護師やソーシャルワーカーによる定期的な心理社会的サポートを実施した介入などが挙げられた[4]．

看護師以外の職種による介入内容の詳細な記述は少ないが，看護師は共通していずれの患者にも直接定期的に面談し，患者の状態や必要とする介入に応じて，他職種との連携を調整する役割を担い，また研究全体を通したデータ収集や介入プログラムの管理にもかかわっていた．

【介入のアウトカム】

介入のアウトカムは，以下が挙げられた．

• **KDQOL-SF™**：腎疾患に特異的な身体的・精神的関連健康尺度と SF-36 による包括的尺度を合わせたもので，1 つの研究で検討されていた．介入前のベースラインにおける評価ののち，透析管理を受けている群との比較を行い，透析を導入せず，多職種による保存的管理を行った群のほうが，腎疾患特異的ドメインにおける身体的側面，精神的側面および日常生活への影響が有意に低いという結果であった[3]．また保存的管理を行った群は，80 歳以上で重度の併存疾患をもつ者が多かったことから，多職種による介入は，より高齢で重度の併存疾患をもつ者の QOL を維持し費用対効果が高いケアという点で評価できると示した．

• **Health Utility Index version 3(HUI-3)と Quality Adjusted Life Years (QALYs)**：2 つの研究で QALYs を用いて医療経済効果を明らかにすることを目的に，患者の QOL を測定していた．Hopkins ら[1] は，介入前と 8 か月ごとに

表 2-15 文献レビュー一覧

番号/著者/年	参加者	アウトカム	介入	結果
1) Hopkins RB, et al. 2011	CanPREVENT にて，CKD 患者を介入群 238 人・対照群 236 人にランダムに割付．	2 年のフォロー期間における，8 か月ごとの Health Utility Index version 3 (HUI-3) からの QALYs	介入群：臨床医と看護師による慢性疾患管理(血圧・脂質・貧血管理，CVD 予防，血糖管理，食事管理など)．看護師が 4 か月ごとに面談し，臨床データを収集，患者の状況に応じて，他職種(専門医・他の分野のエキスパート看護師・栄養士，ソーシャルワーカー)を紹介し，面談を調整．4 か月の間も電話にて支援．	・HUI-3：介入群 0.024，対照群-0.021，p=0.01 ・2 年間の QALYs：介入群 1.502 QALYs，対照群 1.456 QALYs，p=0.21
2) Lin E, et al. 2018	米国在住のメディケアを受給している 45〜84 歳の外来通院中の CKD ステージ 3〜4 の患者 79 名	マルコフモデルの開発 年齢，性別，人種，eGFR，アルブミン尿 QALYs	MDC：腎臓専門医，上級開業医，教育者，栄養士，ソーシャルワーカーによる介入． ※各職種の具体的な介入に関する記述はなし	・MDC は尿アルブミン値が低い患者に対しては，費用対効果が高い．
3) Verberne WR, et al. 2018	オランダの 1 施設に通院する，CKD ステージ 4〜5 の 70 歳以上の患者で，丁寧なカウンセリングの結果，透析管理を選択した 240 人と保存的管理を選択した 126 人	治療決定から，研究終了もしくは死亡するまでのヘルスケアアプローチに関する価値(値＝アウトカム/コスト)を算出し，生存率と KDQOL-SF™ で横断的に調査	腎専門医，腎臓看護師，ソーシャルワーカー，栄養士で構成され，保存的管理を含む可能な治療経路について患者に慎重にカウンセリングを実施． 透析管理を選択した患者では，透析治療が準備され，必要に応じて開始．	・研究終了までに生存していた患者：透析管理群 51 人，保存的管理群 35 人 ・保存的管理群のほうが年齢は有意に高齢で，80 歳以上が 74%． ・透析管理を選択した未導入の患者と保存的管理群とでは，保存的管理群のほうが PCS/MCS および症状・日常生活への影響は有意に低く，腎疾患の負担については有意差なし．
4) Chan KY, et al. 2016	香港の 1 クリニックに通院する CKD 患者で，RRT を受けていないまたは受けたことがない患者	6 か月の介入で，McGill Quality of Life Questionnaire(MQOL)，Zarit Burden Interview(ZBI)を測定	介入群：月 1〜2 回，クリニックでのフォローアップ日に，緩和ケアに精通した看護師，ソーシャルワーカー，医師による 30 分間のセッションを患者に対し実施．介護者へは，現場の緩和ケア看護師と指定されたソーシャルワーカーによる教育と介入を含む，強化された心理社会的支援後，家庭訪問と電話によるフォローアップ． 対照群：患者，家族ともに標準的なケア．	・29 組の患者-介護者ペアが参加し，研究終了時には介入群 4 組，対照群 5 組． ・ベースライン時の介入群と対照群は類似． ・介護者の続柄：配偶者(52%)，同胞(45%)，その他親など． ・心理社会的サポートの強化により，MQOL の平均値は 6 か月間で両群とも低下． ・介入群は対照群と比較し，平均値が 3 か月目，6 か月目に上昇したが，統計学的有意差なし．

PCS：physical component summary，MCS：mental component summary

HUI-3 を測定し，計 2 年間の結果をもとに QALYs を算出した．その結果 HUI-3 は介入群のほうが有意に高いものの，2 年間の QALYs については群間の差はみられなかった．また Lin ら[2]は，多職種介入によるケアを受けた患者のなかで QALYs が高い傾向にあった者の特徴を分析し，尿アルブミン値が低いという点を挙げていた．

また，Chan ら[4]は多職種による介入の効果を，患者のみならずその介護者の QOL についても評価すべく，McGill Quality of Life Questionnaire(MQOL)という身体的幸福(5 項目)，心理的幸福(6 項目)，実存的幸福(4 項目)，サポート(2 項目)，性的機能(1 項目)の 5 つのドメインからなる，「終末期患者の QOL 尺度」[4]を用いた．患者と介護者双方に対する支援において，患者の QOL はわずかに向上し，介護者に至っては早期から大幅に改善した．

以上の結果から，多職種による介入には，腎臓専門医や看護師に加えて，患者の状況に応じて他の専門医・栄養士・ソーシャルワーカーなどがかかわっており，その具体的な介入方法は詳細な記述が少ないことから，どの介入方法が有効であるかまでは明らかにされていないものの，保存的管理を行う CKD ステージ 4〜5 の患者でさまざまな QOL 指標の改善した報告がみられていることから，QOL の維持改善に効果的である可能性が示唆される．

一方，保存期 CKD 患者を対象にした研究としては，CKD ステージ 1〜3 の患者を対象に介入を行ったものはみられず，その効果は明らかにされていない．また多職種による介入の具体的なプロトコルが明確に記述された研究はわずかである．それゆえ，どの介入がより QOL の維持向上に重要であるのか十分評価されていない．よって，今後は CKD 診断早期の患者に対して焦点をあてた研究や，具体的介入と QOL の結果の関連を検証する研究を積み重ねていくことが望まれる．

（レビュー：松村直子，臨床への示唆：中村雅美）

文献

1) Hopkins RB, et al.：Cost-effectiveness analysis of a randomized trial comparing care models for chronic kidney disease. Clin J Am Soc Nephrol, 6(6)：1248-1257, 2011.
2) Lin E, et al.：Cost-effectiveness of multidisciplinary care in mild to moderate chronic kidney disease in the United States：a modeling study. PLoS Med, 15(3)：e1002532, 2018.
3) Verberne WR, et al.：Value-based evaluation of dialysis versus conservative care in older patients with advanced chronic kidney disease：a cohort study. BMC Nephrol, 19(1)：205, 2018.
4) Chan KY, et al.：Enhanced psychosocial support for caregiver burden for patients with chronic kidney failure choosing not to be treated by dialysis or transplantation：a pilot randomized controlled trial. Am J Kidney, 67(4)：585-592, 2016.

多職種連携

CQ② 地域における多職種連携・医療連携によって，CKD 患者の受診中断，入院率，死亡率が減少するか

推奨文　地域における多職種連携・医療連携による CKD 患者の入院率・死亡率の減少は明確になっていないが，多職種連携・医療連携は CKD 患者の行動変容をもたらし，腎機能悪化の進行を遅らせることから，入院・死亡までの期間は長くなることが示唆された．医師の指示のもと栄養士が行う低蛋白・高カロリーの食事療法を受けている患者では，透析に至ってからの死亡率は食事療法を受けていない患者より低かった．

臨床への示唆

　　多職種連携とは，各専門職がチームの目的と目標を共有し，コミュニケーションをとって協働しながら専門性を発揮することです．単に多くの専門職が患者と家族にかかわることではありません．また医療連携とは，医療機関が機能を分担し，医療機関同士が円滑な連携をはかり，途切れることなく効果的に医療を提供する取り組みのことです．

　　地域における多職種連携や医療連携によって，CKD 患者の受診中断，入院率や死亡率に対してどのような成果があるのか，はっきりと明らかにはなっていません．しかし多職種が連携してかかわる教育入院により，数年にわたって腎機能の低下速度を遅らせることが期待できます．また身体への関心や自己管理行動に対する意欲も高まる可能性が示されました．今後は，QOL のような長期的な健康状態を評価するアウトカムを用いた研究デザインによる評価が望まれます．

　　多職種連携にあたっては，各専門職が共通の目標に向かって専門性を発揮できるよう，看護師には調整役割が求められています．また医療連携においては多職種連携かつ，職種内連携，つまり看看連携も重要です．効果的に連携できるよう，地域の実情に応じた使い勝手のよい連携ツール（地域連携パスや看護サマリー，事例検討会など）を多職種で話し合うものよいでしょう．

●キーワード

chronic kidney disease, interdisciplinary team, collaborative approach, medical cooperation, educational admission
慢性腎臓病，多職種連携，多職種協働，医療連携，教育入院

レビュー結果（表2-16）

「地域における多職種連携・医療連携によって，CKD患者の受診中断，入院率，死亡率が減少するか」というCQに対して検索を行った．PubMedより11件，CINAHLより7件，医中誌より29件の論文を抽出した．タイトルレビュー・アブストラクレビューの結果，7件をレビュー対象とした[1-7]．

【介入方法】

CKD患者を対象とした多職種・医療連携で最も多かったのは教育入院で，自己管理行動の支援を目的に，医師，看護師，薬剤師，栄養士が連携していた[2, 4, 7]．教育の内容は医師からの講義，栄養指導，服薬指導，社会制度の説明，正しい血圧測定の仕方などであった[2, 7]．

教育入院以外でも医師，看護師，保健師，ソーシャルワーカー，栄養士の連携があった[1, 5, 6]．栄養士からの食事療法[1]，栄養士やソーシャルワーカーと連絡をとりながら看護師は患者にカウンセリングを行っていた[5]．かかりつけ医はCKDの診療において腎臓専門医に相談と患者の紹介をしていた[3, 6]．

【介入によるアウトカム】

CKD患者に行った教育入院の効果を腎機能の変化で比較すると，退院後3年間の追跡調査では腎機能変化速度（mL/分/1.73 m^2/年）は1年間，2年間，3年間でそれぞれ有意に改善を認めた[4]．退院後1年間の追跡調査でも腎機能変化速度（mL/分/1.73 m^2/月）は入院前より改善していた[7]．

CKD教育入院を受けた患者は，疑問が解決され，食生活の改善への動機付けとなり，「満足感」「意欲」につながっていた．自身の病気の現状を「自覚」し，透析治療のイメージができたことは現実的な「不安」を抱いていたが，医療スタッフや家族からの支援を受けたいと感じ，患者の「支え」になっていた．また知識習得は，腎不全の進行を遅らせる手段という「期待」につながっていた[2]．

教育入院以外の連携の効果では，患者と家族は看護師からのカウンセリングでCKDに対する理解は深まり，対処方法を学ぶことで危険因子を制御できることを理解していた．また，RRTの遅延や緩和ケアなどの情報を得ることで，今後の見通しを知ることができていた．看護師は医師や患者のかけ橋となりコミュニケーションを促していた[5]．

栄養士から低蛋白・高カロリーの食事療法（以下LPD療法）を受けていた患者の透析導入後の死亡率は76.4%であり，LPD療法を受けていない患者は死亡率が94.0%と有意に高いものとなっていた[1]．

HDは高K血症の治療として最も迅速で，確実である．しかし，CKD患者の重篤な高K血症による緊急HDの既往は，独立した死亡のリスク要因となっていた[3]．

以上の結果より，多職種連携・医療連携による患者の自己管理行動の変容は腎機能悪化の進行を遅らせることから，自宅での生活の継続につながることが考えられた．LPD療法を受けた患者では透析に至ってからの死亡率は，LPD療法を

表 2-16　文献レビュー一覧

番号/著者/年	参加者	アウトカム	介入	結果
1) 野口享秀 2019	1987年1月〜2004年12月に岐阜市民病院でHDを導入し，2017年3月まで追跡できた患者：LPD群55名，対照群50名	生存（死亡）の状況と死因 追跡期間	LPD群：LPD療法（蛋白摂取量0.80 g/kg/日，摂取カロリー30〜35 kcal/kg/日） 対照群：LPD療法開始前に透析導入もしくは蛋白摂取量が0.81 g/kg/日以上 ※LPD療法：低蛋白・高カロリー食（low protein diet） 連携職種：医師，栄養士	・透析導入後の生存率はLPD群では250か月（21年）間，常に対照群より有意に高値． ・LPD群で透析導入時にAlb 3.5 g/dL以上で有意に生存率が高値． ・死亡率はLPD群76.4%，対照群94.0%．
2) 菅原寿美麗，ほか 2019	A病院の腎教育入院患者6名	———	自己管理行動支援を目的とした腎教育入院の実施：①多職種による指導，②教育DVDの聴講など（考察から薬剤師による薬の説明，栄養指導，医師による講義，検査データを用いた説明，社会福祉指導） 連携職種：医師，看護師，薬剤師，栄養士	・腎教育入院患者の指導の受け止めについて「満足感」「意欲」「自覚」「不安」「支え」「期待」が抽出．
3) 新井英之，ほか 2018	2010年5月〜2015年11月に高K血症のために入院し，HDを受けた患者と同期間中にCRFで入院したがHDを施行しなかった患者で2017年6月まで追跡できた患者	1. 高K血症で緊急入院となりHDを施行した患者（高K血症群）とCRFで入院したがHDを施行しなかった患者（対照群）の入院時データ 2. 1の初回入院患者でHDを施行した患者（高K血症群②）とCRFで入院したがHDを施行しなかった患者（対照群②），血液維持透析導入となっていない患者（保存期腎不全群）と維持透析導入または死亡した患者（透析・死亡群）のデータ	———	1. ・高K血症群42名と対照群362名では年齢，腎硬化症の割合，レニン-アンジオテンシン系（RAS）阻害薬・ループ利尿薬の使用の有無で有意差あり． ・検査所見ではTP, Cl, P, CRPにおいて有意差あり． ・HD実施に関連していたのは，高齢，RAS阻害薬内服，ループ利尿薬未内服，腎専門医未受診． 2. ・保存期腎不全群78名と透析・死亡群156名ではCr, eGFR, K, Cl, 補正Ca, P, Hbに有意差あり． ・高K血症群②32名は対照群②202名と比較すると，有意に予後不良． ・eGFRと高K血症による緊急透析の既往歴は，透析導入と死亡のリスク要因．
4) 中澤　純，ほか 2017	2009年4月1日〜2011年3月31日までに当院でCKD教育入院を受け，退院3年後まで保存期CKDとして通院していた患者27名	教育入院前後の腎機能変化速度（ΔeGFR mL/分/1.73 m²/年）	CKD教育入院	・CKD教育入院前の腎機能変化速度（ΔeGFR mL/分/1.73 m²/年）はCKD教育入院退院後1年間−0.7，2年間−0.75，3年間−1.23とそれぞれ有意に改善． ・男性（21名），70歳以上（14名）では1年間，2年間，3年間のすべてにおいて有意に腎機能変化速度は改善． ・入院前の腎機能変化速度を3分位に分けて比較すると，腎機能変化速度が遅かった群（9名）ではいずれの期間においても有意な改善はなし．CKDステージ別では，CKDステージ3b，ステージ5では改善を認めず．

（つづく）

表 2-16　文献レビュー一覧（つづき）

番号/著者/年	参加者	アウトカム	介入	結果
5) Zala P, et al. 2017	APNによるカウンセリングが終了した，CKDステージ1〜5（代替療法を受けていない）の患者とカウンセリングに50%以上参加したその家族，かつ，18歳以上でドイツ語を話す者．重大な健康状態の患者と家族がいない患者は除外された．	――――	CKDカウンセリングサービスの実施：①専門医の紹介，②医師による説明，③APNによるカウンセリング・APNは必要に応じて，情報を得るために栄養士，ソーシャルワーカー，腎臓科の看護師と連絡をとった	・研究の同意が得られた10組の患者と家族がカウンセリングによって体験した主要なテーマは，「腎臓の問題を熟知する」「新しい展望を得ること」「ギャップを埋めること」の3つで，5つの下位テーマは「病気との健全な距離を見つける」「一緒に病気に対処する」「情報を入手する」「洞察を得る」「理解すること，理解される感覚」．
6) 内藤毅郎，ほか 2013	日本臨床内科医会に所属する医師1,338名と，所属していない全国のかかりつけ内科医949名	CKD診療における地域連携について①CKDに関する地域連携の機能，②患者を紹介する専門医の有無，③専門医のいる医療機関までの移動時間，④専門医との関係，⑤CKD関連の勉強会，講演会への参加，⑥CKDの地域連携の地域連携パス，⑦患者紹介の基準，⑧紹介患者が多いGFR区分，⑨専門医に期待すること，⑩専門医の対応の満足度，⑪専門医の対応への不満，⑫CKDの地域連携システムの構築，⑬特定健診でのCr採血の有無，⑭特定健診でのeGFRへの換算の有無，⑮特定保健指導（保健師のCKD指導の有無）	――――	・CKDの地域連携の現状について「機能していない」24.4%，「ほぼ機能している」20.9%で，地域差あり． ・CKD地域連携パスは「ない」67.3%，「機能している」4.8%． ・紹介先の専門医について「複数いる」62.2%，「1人」28.3%．専門医との関係は「頻繁に会い親しい」36.6%，「直接は知らない」「顔は知っている」を合わせて60.3%． ・専門医の対応について「満足していない」6.6%，「ときに満足できない」26.6%，「ほぼ満足している」61.9%で，地域差あり．CKD地域連携システムの構築は「あまり役立たない」13.3%，「ときに役立つ」47.6%，「おおいに役立つ」35.2%で，地域差あり． ・特定保健指導での保健師によるCKD指導について「よく知らない」59.3%，「行われている」14.5%，「行われていない」24.0%．
7) 上野里紗，ほか 2013	2006年10月〜2012年4月まで当院の保存期腎不全検査教育入院を経験し，退院12か月後までフォローできた患者469名	入院前後の腎機能低下速度（mL/分/1.73 m²/月）	保存期腎不全検査教育入院：①採血・超音波検査より腎不全増悪因子を解析し，食事療法を実施，②集団講義，③医師による講義，④栄養士による食事療法の講義，⑤看護師と臨床工学技士による透析の講義，⑥主治医による患者への説明，⑦栄養士による個人栄養指導　連携職種：医師，看護師，薬剤師，栄養士	・退院後12か月間の腎機能低下速度（mL/分/1.73 m²/月）は0.001で，入院前6か月間の0.316と比べて改善．特に退院後6か月間は有意差あり（p=0.0112）． ・DNと非DNとの比較では，入院前6か月間について，DNのほうが72.3倍速い．

APN：advanced practice nurse（高度実践看護師）

受けていない患者より低かった．重篤な高 K 血症による HD の既往は CKD 患者の予後を不良にするため，CKD 患者の自己管理を支援することは重要である．

　多職種連携・医療連携は，患者が居住する地域の健康管理機構や生活様式などの影響を大きく受け，患者の受診中断，入院率，死亡率に影響を与える要因は多い．CKD 患者を対象とした研究は増えているが，今後もエビデンスレベルの高い研究の蓄積が課題と思われる．

（レビュー：吉田直美，臨床への示唆：中村雅美）

文献

1）野口亨秀：保存期慢性腎不全患者の低たんぱく・高カロリー食事療法は透析導入後の生存率を改善する可能性．岐阜県医師会医学雑誌，32：45-48, 2019.
2）菅原寿美麗，ほか：保存期腎不全患者の腎教育入院の指導の受け止めに関する研究．日本看護学会論文集：慢性期看護，49：179-182, 2019.
3）新井英之，ほか：重篤な高 K 血症のため血液透析が必要であった保存期腎不全症例の検討．長崎医学会雑誌，92(4)：241-248, 2018.
4）中澤　純，ほか：当院における CKD 教育入院の腎機能変化速度（ΔeGFR）に対する影響の検討．大津市民病院雑誌，18：17-22, 2017.
5）Zala P, et al.：Experiences of patients with chronic kidney disease and their family members in an advanced practice nurse-led counseling service. Nephrol Nurs J, 44(6)：521-543, 2017.
6）内藤毅郎，ほか：わが国における慢性腎臓病診療と地域連携の現状と地域差─かかりつけ医を対象とした全国アンケート調査結果（第 1 報）．日本腎臓学会誌，55(8)：1391-1400, 2013.
7）上野里紗，ほか：当院における保存期腎不全検査教育入院の効果．日本腎臓学会誌，55(5)：956-965, 2013.

療養生活支援に用いる理論と活用事例

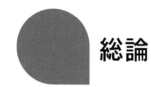

総論

　看護における理論は，看護の知識を体系化し，看護に関連した現象をより明確かつ具体的に説明するための枠組みであり，理論と根拠に基づく実践には不可欠である．

　慢性腎臓病(CKD)の保存期ケアには，セルフケア理論や保健行動理論など多くの理論が必要である．そのなかから本書で紹介する理論を選択するにあたり，「第 2 章 各論」で展開されている CQ に着目した．各論では，CKD 患者の自己管理や腎代替療法(RRT)に関する CQ および推奨文と看護への示唆が提示されており，それらの基盤となる考え方を提示できるよう検討を重ねた．

　CKD の療養生活では，長期にわたる疾患や症状の管理とそのための学習が求められ，RRT の選択という大きな意思決定が必要となる．それらを支援するための理論として，理論ごとの概説では実践に活用することが難しいのではないかと考えた．そこで，自己管理や学習，意思決定支援のキーワードをもとに，CKD のすべてのステージを視野に入れ，セルフマネジメント，成人教育(アンドラゴジー)，アドバンス・ケア・プランニング(ACP)の 3 つを取り上げた．ACP は理論ではないが，CKD を有する患者は長期にわたる療養生活のなかで，RRT などの生命にかかわる意思決定が求められる状況から，終末期のみならず，その人らしく生きることを支える支援として本書で取り上げることにした．

　各項では，キーポイントとして簡潔な概説を示した後，それぞれに関連する理論やモデルをピックアップして紹介している．セルフマネジメントでは，健康信念モデル，自己効力感，行動変容のステージ，ストレス・コーピングについて解説している．学習については，CKD を有する患者の多くが成人であることから，成人教育(アンドラゴジー)に着目し，ペタゴジーの考え方も踏まえつつ，成人教育の考え方を解説している．また，ACP では，その基本的な考え方や実践方法を解説するとともに，実践による成果について文献をもとに示している．

　そして，それぞれ最後に臨床での CKD 保存期ケアに活用できるよう活用例を提示した．セルフマネジメントでは，実際の実践事例を抜粋して紹介し，成人教育(アンドラゴジー)では，ステージ 3 の患者教育場面を例とした．ACP では，既存の ACP の具体的な実践方法をもとに，CKD 保存期ケアに適用できるよう RRT の意思決定支援に向けた活用例を示した．

(阿部利恵)

セルフマネジメント

キーポイント

- CKD の保存期には，患者は疾患を管理し，疾患と折り合いをつけて生活をしていく自己管理が欠かせない．ここでは，療養生活のマネジメントをテーマにセルフマネジメントという言葉で進める．
- 慢性疾患をもつ人が直面する問題は，症状や治療に関する**疾患管理の問題**，仕事や趣味，友人との関係など**生活上の問題**，病気の不安やイライラなど**感情の問題**がある．
- セルフマネジメントを支援する際に，支援の枠組み(計画，実施，評価)を「なぜ」「何を」「どのように」組み立てていくか検討する際に理論を使うことができる．プログラムを何で評価すればよいかも明らかになる．

具体的な実践方法—セルフケアマネジメントを支援する理論，モデル

健康行動への意思決定のバランス

人は，自分が健康を害するリスクが高いと認識すると(**認知された脆弱性**)，それを避ける健康行動をとろうとし，その健康行動が健康を守るため役に立つと判断するか(**認知された利益**)，健康行動をとることで被るコストや負担感が多いととるか少ないととるか(**認知された障害**)のバランスで，健康行動をとるかどうかを判断する(健康信念モデル，**health behavior model**)[1, 2]．

> **例**
>
> 高血圧の人がコンビニ食を減らし塩分制限をする(望ましい健康行動)かどうかは，「高血圧が続くと，自分は脳梗塞や透析導入になり(認知された脆弱性)，今までの生活ができなくなると理解し(重大性)」ており，「コンビニ食を減らすことや減塩が血圧を下げると認識(利益)」し，「料理をつくる時間はとられるが(障害)，料理は嫌いではないためできそうであると思う(自己効力感)」ことで「減塩のためにコンビニ食を減らそう」とする．また，引っ越ししてキッチンが広くなり，調理しやすい環境になったこともきっかけとなる．

自己効力感

　人が必要とされる行動を首尾よく達成できるという確信として Bandura らによって提唱された[3]．必要な健康行動が何であるかを理解し，その重要性を理解しても，CKD の療養行動など継続的なセルフマネジメントには「やり続けられる」という確信，自己効力感があることで取り組みやすくなる．

　自己効力感を高める支援としては[4]，以下のようなものが挙げられる．

●自信のほどを自己評価し，自信を高める支援につなげる

　自信の程度を自己評価してもらい，それをきっかけにその評価の理由やさらに自信を高めるための方法をオープンクエスチョンで探り，支援へとつなげる

●自身で行動目標を立てられるよう支援する

　患者自身ができるだけ多くの選択肢を出し，本人が自分に最も適切だと思う選択肢を選べるよう支援する．看護師からの提案は「他の方で役に立った方法で…」など中立的な表現を心がける

●過去の努力（成功と失敗）への評価

　過去の行動変容の「失敗」は自己効力感の低下につながる．結果ではなく，繰り返しの努力と，決断して行動しようとした勇気を認める．うまくいった経験について，他と何が違ったか，なぜうまくいったかを次の行動に盛り込めないかを検討する

行動変容のステージ

　Prochaska と DiClemente は 300 以上の理論を統合して，行動変容が一連のステージを経て進んでいくという変化のステージモデル（transtheoretical model）を提唱した[5]．行動変容は，**無関心期**（6 か月以内に行動を起こそうという気がない），**関心期**（6 か月以内に行動を起こそうという意図がある），**準備期**（30 日以内に行動を起こそうという意図があり，すでにいくつかの行動段階を経ている），**実行期**（行動が変化してから 6 か月未満である），**維持期**（行動が変化してから 6 か月以上経っている）という連続したステージにおける経過のプロセスをたどる．また，下記のようにそれぞれのステージの移行の進展にかかわる変容のプロセスがあり，ステージは進んだり戻ったりと変化を受けやすいものとも考えられている[2]．

❶関心期へ

• **意識高揚**：健康問題を起こしている行動の原因やその結果を認識し，行動変容へのアイデアやコツを発見し学習し「これならできるかも」と思う

• **dramatic relief（感情的な経験）**：身近な人の体験や劇などを通して不健康行動のリスクに伴う不安や恐怖のような感情を経験し，「このままではまずい」と感じること

• **環境の再評価**：タバコを吸うと子どもの健康にも悪影響があるぞ，といったように周りに与えている影響を考え直すこと

❷準備期へ

・**自己再評価**：「タバコを吸う渋い男」のような自己イメージを見直し，再評価すること

❸実行期へ

・**自我の解放**：自分は変われるぞという信念をもち，その信念に基づいて行動しようと，行動宣言を行ったり，行動目標を書き出したりすること

❹維持期へ

・**援助関係**：塩分制限を行うために家族にお弁当をつくってもらったり，断酒会に入って仲間と支え合ったり，行動を続ける支援を得る

・**拮抗条件付け**：塩味の代わりに薬味を利用する，タバコの代わりにガムをかむなど，不健康な行動と置き換えることができるより健康的な行動を学ぶ

・**行動の強化**：塩分制限や禁煙を一定期間続けられたら好きなスパに行く，タバコを我慢できたら家族皆で「すごいね」と褒めるなど，より健康的な行動をとることに対し報酬を取り入れる．人の行動変容には処罰よりも報酬のほうが効果的であることがわかっている

・**刺激制御**：レストランで喫煙スペースから離れ禁煙席を予約するなど，不健康な行動のきっかけを取り除き，より健康的な行動をとれるようにする

> **例**
>
> 禁煙をする気のない人（無関心期）に対し，一服したいと思うときにガムをかむなどの代替行為を紹介（刺激制御）してもあまり効果は望めない．それよりは「禁煙をしてみようかな」と思ってもらえるように（関心期への移行を支援），もうすぐ生まれる子どもには副流煙がよくない（環境の再評価）ことを説明し，ニコチンパッチを使っての禁煙を紹介（意識高揚）したりする支援が効果的である．

ストレス・コーピング

Glanz らは Lazarus らの**ストレスとコーピングのトランスアクショナルモデル**を次のように紹介している[2]．ストレスフルな経験というのは，人と環境との相互作用として解釈される．人はストレッサーに直面するとその潜在的な脅威を評価し（**一次評価**），その状況を変えてネガティブな反応を抑えようとできるか自身の能力を評価し（**二次評価**），その問題に対処（**コーピング**）しようとする．コーピングの方法としてはストレスフルな状況を変えようとする「問題マネジメント」とストレスフルな状況に対するとらえ方を変えようとする「情動マネジメント」とがある．

> **例**
>
> CKD と診断されたことに対し，「父親も透析をして早くに死んでしまった，私もきっとそうなるんじゃないか（一次評価）」と不安になり，「きっと遺伝だか

らどう頑張ったってどうしようもないんだ（二次評価）」と無力感を感じ，CKDという病いが強い負担（ストレッサー）となる．このストレスに対し，自分が病気であることを忘れようと仕事にのめりこんで（情動的コーピング）もみたがやはり心配になり，慢性腎臓病教室に参加して食事療法から行ってみる（問題マネジメント）ことにした．

行動変容のステージ理論の活用事例

事例紹介

　透析導入になった50代の男性Aさんは30年来の喫煙者であり，担当看護師は心疾患など喫煙のリスクを説明し，ニコチンパッチを使用した禁煙方法を勧めた．しかし彼は「わかってはいるよ．でもやめる気はないね．タバコで死ぬならしょうがないよ」と禁煙に関心を示さないままであった．その後も定期的に禁煙を勧めてはみるが，同様の返事が続いていた．3年後，定期健診で指摘された腎がんの手術前の心機能評価で冠動脈疾患がみつかり，心臓カテーテルでの拡張手術を行うことになった．その手術のあとにAさんは「俺，禁煙するよ．もう二度とタバコは吸わない」と話したのだ．少し驚いた担当看護師はAさんにその変化の理由を聞いた．Aさんは心臓カテーテルの最中に医師が「あーこれはタバコだな」とつぶやいたのを聞き，「まな板の上のコイ，だからね．あのつぶやきを聞いた瞬間に死ぬんだなって思ったよ．タバコなんてどうでもよくなったんだよ」とのこと．

A氏とのかかわりを理論にあてはめ考える

　行動変容ステージの「**無関心期**」にあったAさんには，腎臓カテーテル検査中のエピソードが**dramatic relief（感情的な経験）**になり，禁煙行動に対して**関心期**に移ったと考えられる．病室に戻ったあと「部屋に戻ってきて考えたんだけど，このまま吸い続けたら，絶対に死ぬなって思った」（**自己再評価**）と話しており，担当看護師に「やめるよ．そうと決めたら1本も吸わないよ！」と力強く話した（**自我の解放**）．そこで，看護師は会社の方にも禁煙することを伝えるよう勧めたり，口さみしいときのマウススプレーを勧めたり（**拮抗条件付け**）した．退院後の外来でAさんは「もう大丈夫だよ．代わりにガムかんでるよ．会社のやつらにも吸うのはやめたって言った（**援助関係**）から，また吸い出したら格好悪いだろう？」と禁煙を継続できている（**維持期**）ことを報告してくれた．

（齋藤凡）

文献
1) Rosenstock IM, et al.：Social learning theory and the Health Belief Model. Health Educ Q, 15(2)：175-183, 1988.
2) Glanz K, et al.(編)，曽根智史，ほか(訳)：健康行動と健康教育—理論，研究，実践. p.53, 医学書院，2006.

3）Bandura A：Self-efficacy：toward a unifying theory of behavioral change. Psychol Rev, 84 （2）：191-215, 1977.

4）Rollnick S, et al.（著），地域医療振興協会公衆衛生委員会 PMPC 研究グループ（監訳）：健康のための行動変容—保健医療従事者のためのガイド．pp.172-199，法研，2001.

5）Prochaska JO, et al.：Stages and processes of self-change of smoking：toward an integrative model of change. J Consult Clin Psychol, 51（3）：390-395, 1983.

成人教育(アンドラゴジー)

キーポイント

- CKD 保存期にある患者には,腎不全の進行を遅らせるため食事療法を中心とした疾患管理や生活習慣を適正化していくことが求められる.患者とその家族には,病気と治療について十分な知識をもつことができるように適切な教育が必要である.
- CKD 保存期における患者教育の対象者は主に成人期あるいは老年期にある「おとな(=成人)」であり,成人学習者として教育を展開することが大切である.
- 成人教育学者のマルカム・ノールズ(Malcom S. Knowles, 1913-1997)は,子どもの学校教育においてみられる「子どもを教える技術と科学」をペダゴジー(pedagogy),成人教育・学習においてみられる「成人の学習を援助する技術と科学」をアンドラゴジー(andragogy)と定義している[1].
- ペダゴジーとアンドラゴジーは,「子ども」「おとな」と分けて考えるのではなく,連続した線上の両端としてみたほうが現実的であり,ペダゴジーの考え方が現実的な場合には学習者の年齢に関係なく,ペダゴジー的な方法がふさわしい[1].
- アンドラゴジーでは,成人学習者が自らの学習に自己主導性(self-directedness)を発揮できることを重視する自己主導型学習(self-directed leaning)が提起されている[2].

アンドラゴジー・モデルの考え方とプロセス

成人学習者の特徴

ノールズは,アンドラゴジーとペダゴジーにおける学習者を比較し,成人学習者の特徴として次の5つを挙げている.

❶学習者の自己概念

ペダゴジーが依存的であるのに対し,アンドラゴジーでは人間が成長するにつれて依存的状態から自己決定性が増大していく[1].

❷学習者の経験の役割

ペダゴジーではあまり価値をおかれないのに対し,アンドラゴジーでは経験を豊富な学習資源ととらえ,経験から得た学習によりいっそうの意味が付与され

る[1]. したがって，学習方法はペダゴジーでは教科書などを基本とした伝達的手法であるのに対して，アンドラゴジーでは経験をうまく用いる経験的手法であり，大きく異なる[3].

❸学習へのレディネス

ペダゴジーでは社会からのプレッシャーによって学ぶべきことを学習しようとするのに対し，アンドラゴジーでは現実生活の課題や問題によりうまく対応するための学習の必要性を実感したときに学習しようとする[1]. 学習者がおとなの場合，職場・社会・家庭などでの役割における問題解決や役割を果たしていくための学習の必要性への自覚，そしてその取り組みの姿勢や意欲などが重要なレディネスになる[4].

❹学習への方向付け

ペダゴジーにおいて学習者は，教育を「教科内容を習得するプロセス」としてみており，教科中心的であるのに対し，アンドラゴジーにおいて学習者は，教育を「自分の生活上の可能性を十分開くような力を高めていくプロセス」としてみており，課題達成中心的である[1]. 学習者がおとなの場合，学習者の目指す到達目標や当面する課題，具体的な学習ニーズや学習実態に即した問題解決中心の学習になる[4].

❺学習への動機付け

ペダゴジーでは報酬や罰などのような外的動機付けがなされることが多いのに対し，アンドラゴジーでは興味・関心，自己実現など内的動機付けによる要因のほうが外的要因より重要となる場合が多い[1,2]. おとなの多くは社会的な責任を全うしつつ，調和させながら学んでいくため，学習の意味や位置付けを明確化する[4].

学習プロセスの構成要素

●学習の雰囲気づくり

学習者が受容され，尊敬され，支持されていると思える雰囲気が大切である. 教育者と学習者の間には共同探究者としての相互性があり[1]，リラックスした雰囲気のなかで互いの人格や意思を尊重し合う協力的で支援的な関係性が想定される[4].

●学習プログラムの相互的計画化

学習者の学習計画に学習者自身が参加し，教育者は方法上の指導と内容紹介を行い，学習者と教育者が相互的に計画する[1,2]. 学習者が学習活動のあらゆる段階を計画するあらゆる側面に関与でき，学習者の考えやニーズが反映されやすいような仕組みを学習者とともに考えていく[2].

●ニーズの診断

学習ニーズの自己診断（self-diagnosis）のプロセスに成人学習者が参加することに重きをおく. 学習ニーズの自己診断のプロセスは，①ある課題達成の理想的なモデルに必要とされる能力や特性のモデル構築，②学習者が現在の能力のレベル

を評価できるような診断的経験を提供すること，③学習者が現段階の能力とそのモデルによって求められる能力との間のギャップを図ることの援助の3段階からなる[1].

●目標の設定

診断されたニーズから特定の教育的目標（あるいは成長の方向）を導く[1]. 目標は学習者と教育者が相互に参加して決定することが望ましく，その結果，学習者と教育者が目標を共有することになる[2].

●学習計画のデザイン

学習目標を達成するために，学習内容を選択したり，学習形態や学習場面の役割を設定したりすることにより，「学習経験パターン」をデザインする[2]. これは，学習者が自らの学習を構造化するのを支援する「学習契約」であり，学習者は個々の学習スタイルを考慮に入れた学習の資源や方策を明らかにすることができる[1].

●学習活動

学習活動の実施は，学習者が主体的であることが大前提であるため[2]，教育者は「人を学ばせる」という意味では，実際に「教える」（teach）ことはなく，「援助する」（help）ことができるだけである[1].

●学習の評価

学習と結果を学習者自身が評価し，学習目標と結果とのギャップを再診断する[2]. 教育者は，学習者が自分の目標に向かって進歩しているという証拠を自分自身でみつけられるようにするためにエネルギーを注ぐ[1]. このプロセスは学習計画が学習者の学習をどう促進あるいは阻害したかという点から評価されなければならないため，評価は学習者と教育者との相互的な行為となる[1].

アンドラゴジー・モデルの活用事例

事例紹介

B氏は50歳代の男性で小学校教諭をしている. 妻（40歳代，保育士）と息子（大学2年生）の3人暮らしである. B氏は35歳のときにIgA腎症と診断され，療養生活を送ってきた. 50歳を過ぎた頃より徐々に腎機能が低下し，血圧は収縮期140〜150 mmHg台を推移していた. 本日の検査でさらに腎機能は低下しており〔推算糸球体濾過量（eGFR）40 mL/分/1.73 m^2〕，医師より血圧コントロールに向けて適切な塩分制限と確実な降圧薬の内服について説明された. B氏は，「頑張ろうと思っているけど，現実は難しい. どうしても仕事を優先しなければならない場合もあるのです. 透析の導入は定年退職するまで延ばしたい. どうすればいいのでしょうか」と語った.

B氏を成人学習者としてとらえる

●学習者の自己概念

　B氏は，IgA腎症と診断されてから約20年間にわたり療養生活を送ってきた．B氏なりに食事療法（塩分制限）と薬物療法（降圧薬の内服）に取り組もうとしているが，仕事との両立に困難さを感じる一方で，定年までは教員を続けたいという思いを持ち合わせている．B氏は腎機能低下に関する危機感を抱きながらも，自分の療養生活を見直したいという強い意志をもっている．

●学習者の経験の役割

　療養と仕事の両立の難しさを実感していることから，B氏はこれまでの療養生活において食事や血圧管理を試行錯誤しながら取り組んできたと考えられる．また，小学校教諭，夫，父親としての役割を通してさまざまな問題や課題に対応してきたといえる．B氏は学習資源として活用できるさまざまな経験をしている．

●学習へのレディネス

　B氏は小学校教諭，夫，父親としての役割を果たすために「透析の導入はなんとか定年退職するまで延ばしたい」と考えている．さらに腎機能が低下していることへの危機感をもったことで，自分の療養生活を見直し，再構築する必要性を認識していると考えられる．

●学習への方向付け

　B氏は仕事をしながら食事療法と薬物療法を行うことに困難を感じていたことから，「どうしたらいいのか」という発言をしており，療養と仕事の両立に向けた学習を望んでいる．B氏が療養に関する指示を遵守できているか否かではなく，B氏にとって何が困難なのかを明らかにすることで学習への内的動機付けにつながる．

アンドラゴジー・モデルのプロセスに沿ったB氏への看護

●学習場面の雰囲気づくり

　B氏が緊張せずリラックスして参加できるような環境を整える．B氏の体型や病状に合わせた調度や備品を準備し，B氏の居心地に配慮する．看護師は友好的な態度で接し，B氏が受容されていると感じるとともに，安心して自分の考えや思いを話せる雰囲気をつくる．

●学習プログラムの相互的計画化

　B氏が学習の企画から実施，評価までのすべての段階に参加できるような計画を立てる．B氏が今後どのようになりたいのか（療養と仕事の両立，透析導入を先延ばしする），そのために何が必要で何を目標にするのかについてB氏自身が考えられるように支援する．

●ニーズの診断

　B氏が現在の自分とこうありたいと思う自分との間にあるギャップを確認する．B氏は食事療法（塩分制限）と薬物療法（降圧薬の内服）に取り組もうとしているが仕事との両立に対する困難感と腎機能が低下していることに危機感を抱いている．B氏が関心をもっていること（＝学びたいと思うこと）についてB氏自身

が気づくように支援する.

　たとえば…….

- 降圧薬を内服していても血圧が高いのはなぜか. メカニズムと対策を知りたい.
- これまで通りに学校給食を食べてもよいのか. 食事の調整方法を知りたい.
- 自分の取り組みは適切なのか. 血圧値以外に注意すべき身体症状を知りたい.
- 将来に向けて RRT について具体的に知りたい.

●学習目標の設定

　B 氏が自己診断したニーズに沿って設定する. B 氏が感じている困難さや危機への対応に向けて現実的で具体的な目標を設定できるように支援する.

●学習計画のデザイン

　B 氏のニーズを満たすために設定した目標を達成するために何をするのかについて B 氏自身が計画できるように支援する. B 氏が活用できる人的資源や物的資源を利用して学習をデザインする.

　たとえば…….

　家庭での食事内容や学校給食のメニューから現在の塩分摂取量を把握し, 具体的な塩分制限の方法を検討するとともに, 勤務時間と食事・服薬時間を調整する. また, 腎臓病と高血圧の関係(メカニズム)やセルフモニタリングの方法, RRT について医療者からの説明を受けた後, B 氏自身で今後の取り組み内容とその方法を決定する.

　このような B 氏の経験を重視して活かすとともに, 必要に応じて医療者による教育的かかわりを取り入れながら具体的な計画を B 氏自身がデザインできるように支援する.

●学習活動の実施

　B 氏が自分で考えた学習計画を実施していくなかで, うまくできていることは承認し, 思うようにできず困難に感じている場合には必要な情報を提供したり, ともに考えたりしながら支援していく. また, 学習活動を実施していくなかでのさまざまな経験からも学ぶことができるように支援する.

●学習の評価

　B 氏が設定した目標に達成状況をともに確認し, できたことは称賛し, できなかったことについては原因を探して, 次の学習目標や計画につなげていく.

(武田貴美子)

文献
1) Knowles MS：The Modern Practice of Adult Education：From Pedagogy to Andragogy. Cambridge Adult Education, 1980.／堀　薫夫, ほか(監訳)：成人教育の現代的実践—ペダゴジーからアンドラゴジーへ. 鳳書房, 2002.
2) 小野美穂：[認識の変容に焦点を当てた理論]20 成人教育(アンドラゴジー). 野川道子(編著)：看護実践に活かす中範囲理論　第 2 版. pp.383-399, メヂカルフレンド社, 2016.
3) 松本雄一：成人学習理論と実践共同体. 関西学院大学商学論集, 62(3)：37-100, 2015.
4) 渡邊洋子：成人教育学の基本原理と提起—職業人教育への示唆. 医学教育, 38(3)：151-160, 2007.

アドバンス・ケア・プランニング（advance care planning：ACP）

キーポイント

- **定義**：あらゆる年齢・健康状態の人がその人の価値観，人生のゴール，将来の医療的ケアに関する意向について理解し共有するプロセス[1]
  社会的文脈に応じて重要な要素である「話し合うプロセス」を含むさまざまな定義がある．
- ACP は，終末期に向けた事前指示書を作成することが目的ではなく，その人自身が，自分が何を大事にし，どう生きていきたいのかを主体的に決めていくための本人，家族，医療者との継続的な話し合いのプロセスである．
- CKD における療養生活支援では，さまざまな場面での意思決定支援が繰り返し必要で，患者の意向や価値を理解する機会となる．ACP は，継続的な療養生活支援の延長線上にある．
- CKD 保存期ケアでは，RRT もしくは保存期的腎臓療法の選択における意思決定支援が求められ，患者が「どう生きたいのか」についてともに考え，共同意思決定(SDM)による最善の意思決定に向けて ACP の実践が重要となる．
- 国内の主なガイドライン・提言
  - 厚生労働省：「人生の最終段階における医療・ケアの決定プロセスに関するガイドライン，2018」[2]
  - 日本老年医学会：「ACP 推進に関する提言，2019」[3]
  - 日本透析医学会：「透析の開始と継続に関する意思決定プロセスについての提言，2020」[4]

ACP の考え方，進め方

ACP の基本的な考え方

●アウトカム

提供されるケアとその人の人生のゴールの一致[5]

●実践のポイント

本人の価値観や意向，人生の目標に一致した医療・ケアの意思決定を実現するために，熟練した医療・ケア提供者が ACP ファシリテータ[3]となって本人，家族ら，医療・ケアチームと協働し実践する．

①本人を主体とした家族など，医療・ケアチームとの対話のプロセス(繰り返し話し合う)
②本人の価値観・医療・ケアの意向・人生の目標などの共有
③本人の意向の背景(理由)の共有
④本人にとって最善と考えられる医療・ケアの検討と説明
⑤関係者皆が納得できる合意形成に向けた SDM
⑥本人の意向による代弁者の選定
⑦話し合った内容の記録と共有

● **ACP の対象と開始する時期**[3]

　すべての世代を対象とし，通院あるいは入院している本人は医療機関において ACP を開始することが望ましい．近い将来には，できるだけ早めに壮年期から ACP を開始することが推奨される．

ACP 実践による成果

　海外における研究により，以下のような成果が明らかにされており，保存期ケアにおいても同様の成果が期待できると考える．
- 患者の自己コントロール感が高まる[6]
- 患者の意向が尊重されたケアが実践される[7, 8]
- 患者と家族の満足度が向上する[6, 7]
- 本人と家族の意見の一致が増加する[9]
- 代理決定者−医師のコミュニケーションが改善する[8]

具体的な実践方法の紹介

● **CKD 保存期ケアにおける ACP**(ACP の具体的な実践方法[10, 11]をもとに作成)
- **レディネスの確認**
- 受診および療養生活へのねぎらいと承認
- 本人・家族らの表情，感情に留意し，どの程度話を進められるのか検討する．
- **病状の理解の確認**
- CKD の病状に関する医師からの説明をどのように理解しているのか確認する
- 必要に応じて，医師からの説明の場を設定し，本人の理解を促す．
- **療養生活での不安・疑問の確認**
- **病気への向き合い方の理解**
- これまでどのように病気と向き合い，療養生活における意思決定をどのように行ってきたのかなどについて理解し，対処行動などをアセスメントする．
- **本人の価値観・人生の目標などの共有**
- 本人自身が，自分が何を大事にし，どう生きていきたいのかに気づく機会となり，主体的に意思を表明し，決定することにつながる．
- 本人の最善に向けて支援を進めるための拠りどころとなる．

- **本人の医療・ケアの意向と背景(理由)の共有**
- ・本人が言語化した意向には，周囲への配慮や，不十分な情報による判断など，本人の意向そのものではない場合があるため，理由の理解は重要である．
- **本人にとって最善と考えられる医療・ケアの検討と説明**
- ・治療やRRTなどの選択肢，メリット，デメリットなどについて医療・ケアチームとして検討し，わかりやすく丁寧に何度でも説明する．必要時は，医療・ケアチームとしての合意を形成する．
- **本人の意向による代弁者(代理意思決定者)の選定**
- ・本人の意思決定能力が低下した場合に本人の意思を尊重した選択を行う代弁者を本人の意向で選定できるよう支援する．
- **関係者皆が納得できる合意形成に向けた協働**
- ・本人の人生にとっての最善を実現するために，SDMのプロセスを関係者で繰り返し実施し，皆が納得できるよう合意を形成する．特にRRTや終末期における意思決定では重要となる．
- **話し合った内容の記録と共有**
- ・本人や家族との対話の内容は具体的に記録し，本人・家族および多職種間で共有し，医療・ケアにいかすとともに，次の対話に向けた情報として活用する．
- **繰り返し話し合う**
- ・一度，合意した後も本人を主体とした家族，医療・ケアチームとの対話のプロセスを継続する．対話を繰り返すことで信頼関係が醸成される．

腎臓病外来における ACP の活用事例

事例紹介

- **C氏**：70歳代，女性
- **原疾患**：2型糖尿病による糖尿病性腎症(DN)
- **経過**：60歳代で糖尿病を指摘され，通院治療を継続．徐々に腎機能が低下し，CKDステージ3となり腎臓専門医を受診．日常生活は自立している．
- **家族**：娘と2人暮らし．息子家族は県外在住．夫は他界．

支援の実際(ACPのポイントを**太字**で示す)

●初回看護面談(CKDステージ3)

　C氏は，緊張した面持ちで来院した．担当看護師として自己紹介を済ませた後，これまでの糖尿病療養生活へのねぎらいと，今後の腎臓病療養生活についてよりよい方策をともに考えていきたい旨を説明した(**レディネスの確認**)．そして，今日の受診時に医師からどのような説明を受けたのか，それを聞いてどう感じたのかについて問いかけた(**病状理解の確認**)．C氏は「糖尿病だけじゃなく，腎臓も悪くなっていると聞いて不安」「食事も頑張ってきたのに……」と肩を落とした．最も努力してきたことや大変だったことを尋ねると……(中略)(**病気への**

向き合い方の理解）.

　しかし，C 氏は「夫のぶんまで長生きしたい」「娘との旅行を楽しみに頑張りたい」と語った（**本人の価値観・人生の目標などの共有**）．療養生活については，糖尿病食と腎臓食の違いに関する疑問があり……（**療養生活での不安・疑問の確認**）（中略）次回の面談を調整して終えた．カルテには，C 氏が語った病状の認識，食事療法への疑問，楽しみや価値観について記載した（**話し合った内容の記録と共有**）.

●2 年後の面談：RRT の情報提供（CKD ステージ 4）

　これまでの面談経過や腎機能から，主治医と RRT の情報提供に向けた時期であると判断し，C 氏と相談のうえ，娘と同席できるよう面談を調整した（**レディネスの確認**）．面談で C 氏は，「娘がいろいろ調べてくれて，病院に通う血液透析がいいなと思っています」とのことだった．その理由を尋ねると，「毎回病院に行くほうが安心だし，日本中に透析施設があって，娘との旅行もできそうだから」とのことだった（**本人の医療・ケアの意向とその背景の共有**）．（中略）腎代替療法に関する資料を渡して血液透析（HD）を中心に説明した（**本人にとって最善と考えられる医療・ケアの検討と説明**）．（中略）今後も面談を継続しながら C 氏にとってよりよい方法を選択できるよう支援することを伝えた（**繰り返し話し合う**）．カルテには，現状では本人と娘ともに HD を希望していることとその理由などを記載した（**記録と共有**）.

●さらに 1 年後の面談：療法選択に向けた意思決定支援（CKD ステージ 5）

　計画導入に向けて C 氏，娘，主治医，看護師での療法選択面談を実施した．あらためて C 氏の意思を確認したところ，HD を希望し，娘も同意した．娘は，母には長生きしてほしいとの思いを語った．主治医からも賛同の意見が伝えられ，C 氏の希望に添って HD を選択することが決定した（**関係者皆が納得できる合意形成に向けた協働**）．その際，C 氏の意向を理解し，代弁できる人の選定についても触れ，「やっぱり娘かな」との言葉を得た．息子の意向を尋ねてみると，「娘に任せてくれていると思うけど，一度話してみます」とのことだった（**本人の意向による代弁者の選定**）（中略）.

　その後，バスキュラーアクセスの手術も終えていたが，心筋梗塞により緊急入院となり，一時的に HD を実施した際，C 氏は「もう透析はしたくない」と退院を強く希望した．透析室看護師は，カルテから C 氏が HD 導入を希望していたことを把握していたため，本人や娘に透析拒否の理由を尋ねたが明確な理由は不明だった（**本人の医療・ケアの意向とその背景の共有**）．その後，腎臓および循環器内科医師，病棟・透析・外来看護師でのカンファレンスを実施し，病態から透析離脱は可能であること，外来での経過観察を合意し，C 氏と娘に説明した（**本人にとって最善と考えられる医療・ケアの検討と説明**）．面談では，C 氏の意向を確認しながら今後の検討をともに行い，外来での面談を継続する（**繰り返し話し**

合う)ことになった(**関係者皆が納得できる合意形成に向けた協働**).面談内容は記録に残した(**話し合った内容の記録と共有**).

(阿部利恵)

文献

1) Sodore RL, et al.：Defining advance care planning for adults：a consensus definition from a multidisciplinary delphi panel. J Pain Symptom Manage, 53(5)：821-832, 2017.

2) 厚生労働省人生の最終段階における医療の普及・啓発の在り方に関する検討会：人生の最終段階における医療・ケアの決定プロセスに関するガイドライン(2018年改訂). https://www.mhlw.go.jp/file/06-Seisakujouhou-10800000-Iseikyoku/0000197721.pdf(2021年4月16日アクセス)

3) 日本老年医学会倫理委員会「エンドオブライフに関する小委員会」(編)：ACP推進に関する提言2019年. https://www.jpn-geriat-soc.or.jp/press_seminar/pdf/ACP_proposal.pdf(2021年2月10日アクセス)

4) 日本透析医学会 透析の開始と継続に関する意思決定プロセスについての提言作成委員会：透析の開始と継続に関する意思決定プロセスについての提言.日本透析医学会雑誌, 53(4)：173-217, 2020. https://www.jsdt.or.jp/dialysis/2094.html(2021年4月16日アクセス)

5) Sodore RL, et al.：Outcomes that define successful advance care planning：a delphi panel consensus. J Pain Symptom Manage, 55(2)：245-255, 2018.

6) Morrison RS, et al.：The effect of a social work intervention to enhance advance care planning documentation in the nursing home. J Am Geriatr Soc, 53(2)：290-294, 2005.

7) Teno JM, et al.：Association between advance directives and quality of end-of-life care：a national study. J Am Geriatr Soc, 55(2)：189-194, 2007.

8) Detering KM, et al.：The impact of advance care planning on end of life care in elderly patients：randomised controlled trial. BMJ, 340：c1345, 2010.

9) Chan HY-L, et al.：Effects of a nurse-led post-discharge advance care planning programme for community-dwelling patients nearing the end of life and their family members：a randomised controlled trial. Int J Nurs Stud, 87：26-33, 2018.

10) 神戸大学：厚生労働省委託事業「本人の意向を尊重した意思決定のための研修会 相談員研修会」. https://square.umin.ac.jp/endoflife/2020/general.html(2021年4月16日アクセス)

11) 片山陽子：研修報告 カナダBC州におけるアドバンス・ケア・プランニングの実践と教育の展開.香川県立保健医療大学雑誌, 5：37-42, 2014.

索引